シリーズ ケアをひらく

綾屋紗月＋熊谷晋一郎

発達障害当事者研究

ゆっくりていねいにつながりたい

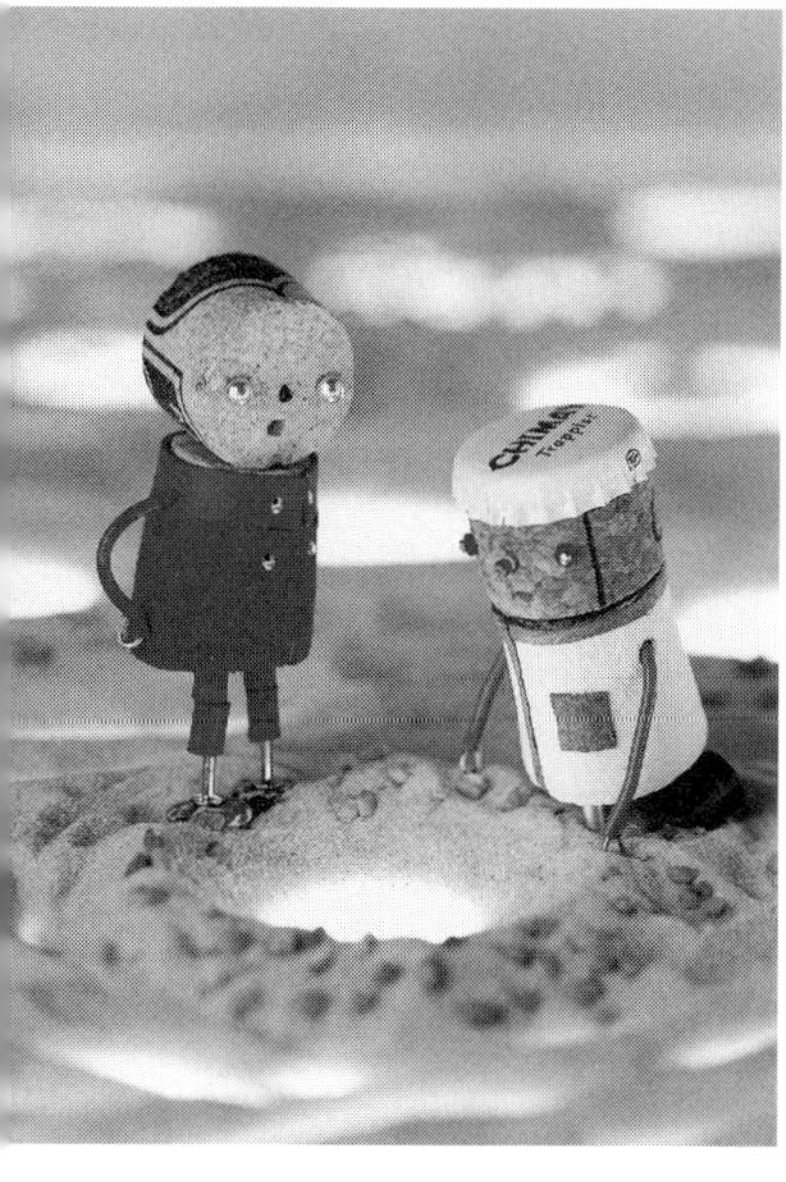

医学書院

はじめに

「まとめあげが、ゆっくりで、ていねい」という自閉観

「明らかに人と交われる気がしない。一線を感じる自分はいったい何者なのか」

物心ついたころから途方に暮れ、長年〝アイデンティティ探し〟を続けてきた私は、自分がアスペルガー症候群に当てはまると知ったとき、他の自閉圏の人びとと同様、「やっと答えを見つけた」と思った。

しかし、そのすぐ後から、表面に出てくる症状としてはたしかにこれに当てはまるものの、なぜそのような症状が出現するかという諸説に対しては、はっきりとした違和感を覚えた。

これまでの自閉症スペクトラムに関する研究においては、「他人との社会的なかかわり合いに問題を示す」というコミュニケーション障害が第一義的な原因としてあげられている。

しかし、そもそもコミュニケーションにおける障害とは、二者のあいだに生じるすれ違いであり、その原因を一方に帰することのできないものである。たとえるなら、アメリカ人と日本人のコミュニケーションがうまくいかないときに、「日本人はコミュニケーション障害がある」というのは早合点であろう。

そのような従来の研究とは別の切り口から私は自閉の概念をとらえなおしたい。コミュニケーション障害なるものをはじめから仮定するのではなく、まず私自身の体験を可能な限り詳細に記述する。その際、体験の記述にとどまらず、自閉とは何かという問いに、オリジナルな説を与えることも意図している。その説とは、私たち自閉圏の人間は、「意味や行動のまとめあげがゆっくり」なのだとするものだ。本著では、この仮説にもとづいて、私の体験と一致するかどうかを照らし合わせていく。

このように本書では主に自閉症について考察していくが、タイトルには「発達障害」という言葉をつかった。その理由は、本書で触れる私の体験のすべてが「従来の」自閉症概念に収まるわけではないという可能性を自覚しているからである(たとえば、識字障害や発声障害など)。

従来の自閉症概念に合うように私の体験を編集しなおすことなく、発達障害という大きい枠の中で自由に語ることから始め、その自由な《私語り》を起点に、従来の自閉症概念をずらしていくのが、この本の目的である。

発達障害当事者研究——ゆっくりていねいにつながりたい—目次

4章 揺れる他者像、ほどける自己像

1章
体の内側の声を聞く
おなかがすいているのかな

体中がどくっどくっと脈打っている。頭髪の生えている部分がかゆい。首筋から肩にかけて重い。胃が動かずに固まっている。左下腹部に空気が溜まっている。足の指先が痛い……。

私の体は、つねに細かくて大量の身体の感覚を私に届けつづけている。その情報量の多さに私は圧倒されわずらわしく思いながらも、身体の訴えを一つひとつ聞き、その原因を探り、対処していく作業に追われている。

「そんなのだれでもそうよ。よくあることだから大丈夫」「考えすぎでしょう」

他の人も自分と同じなのかどうか知りたくて、これまで何度か身近な人びとに尋ねてみたが、このようなことばが返ってくるばかりだった。

だが……「だれでもそう」なのか？　それにしてはみんな、なんてことなさそうに過ごしているではないか。私には何が起きているのだろう。身体に起きていることは人と同じなのに、私だけが「感じすぎる」のか？　それとも「かゆみ」「痛み」「体の脈打ち」といった身体に起きている事象そのものが、私だけ人より「量的に多い」ために、やり過ごせないのか？

そんなことは比べられるわけがない。わかっているのは、私は確実に、身体の訴える細かくて大量の感覚に人よりもとらわれていて、そこに「日々の生活を困難にするほどの差し障りがある」ということである。

この一年は、他者のサポートを自覚的に受け、これまでの人生のなかでもっとも無理のないペースで過ごすことができているが、それでも「普通っぽく」生活できるのは三〜四日間で、そのあと臥しがちな日が四〜五日間続くというサイクルで生活している。中学・高校時代の週六日、朝から夕方まで学校で過ごしていたころがもっとも過酷な時期で、地面に沈んでいくような倦怠感と吐き気がなくなる日はなかった。

いったい私は何者なのだろう……。長年の問いに対し、「当事者研究」という時代の波が、私に千載一遇のチャンスを与えてくれた。幼いころからの自分自身への疑問をみずから解き明かす旅に、しばしおつきあいいただければ幸いである。

1 身体の自己紹介

「おなかがすいた」

これは、私の数ある「わかりにくい感覚」のひとつである。

我が子たちを見ていると、いともたやすく、

「あ〜おなかすいた〜。なんか食べた〜い！」と叫ぶ。

彼らは身体が訴える感覚を、一瞬にして「これは空腹の感覚である」と判断し、さらに「食べたい」というひとつの意志をまとめあげているといえる。そして、その意志を行動に移す段階で、「自分でつくる」ことはできないため、「人に訴える」という行動を選ぶことになっている。

一方、私はまず、「おなかがすいた」という感覚がわかりにくい。なぜなら、身体が私に訴える感覚(以下、身体感覚)は当然、このほかにもつねにたくさんあるわけで、「正座のしすぎで足がしびれている」「さっき蚊に刺された場所がかゆい」「鼻水がとまらない」など空腹感とは関係のないあまたの身体感覚も、私には等価に届けられているからである。

さらに、私に届けられる情報には、このような身体内部からの感覚だけではなく、見たり聞いたり触れたりなどの五感を通じてインプットされる身体外部からの情報(☞2章)もある。だから、これら大量の情報を絞り込み、「おなかがすいた」をまとめあげ、「食べる」という具体的行動にまで移すというのは毎回とてもむずかしい、ということになる。

それでは、その一連の過程について詳述していこう。

「〜かも」のひとつとしての空腹

私の場合は、自分が「おなかがすいた」かどうかを知る前に、

- ボーッとするなぁ、考えがまとまらない
- う、動けない
- 倒れそうだ、血の気が失せる
- 頭が重い、ふらふら

という、いくつかの身体感覚の変化を情報として感受する。しかしこのような感覚は空腹時のみに起きるものではなく、風邪をひいたとき、疲れたとき、悩みごとで参っているとき、生理前などにも現れるため、これらの感覚からだけでは「＝空腹である」と判断するのはむずかしい。よって「おなかがすいているのかも？」「また具合悪いのかも？」「そろそろ生理だったっけ？」と推察しながらやり過ごすことになる（図1）。

図1　あふれかえる身体感覚

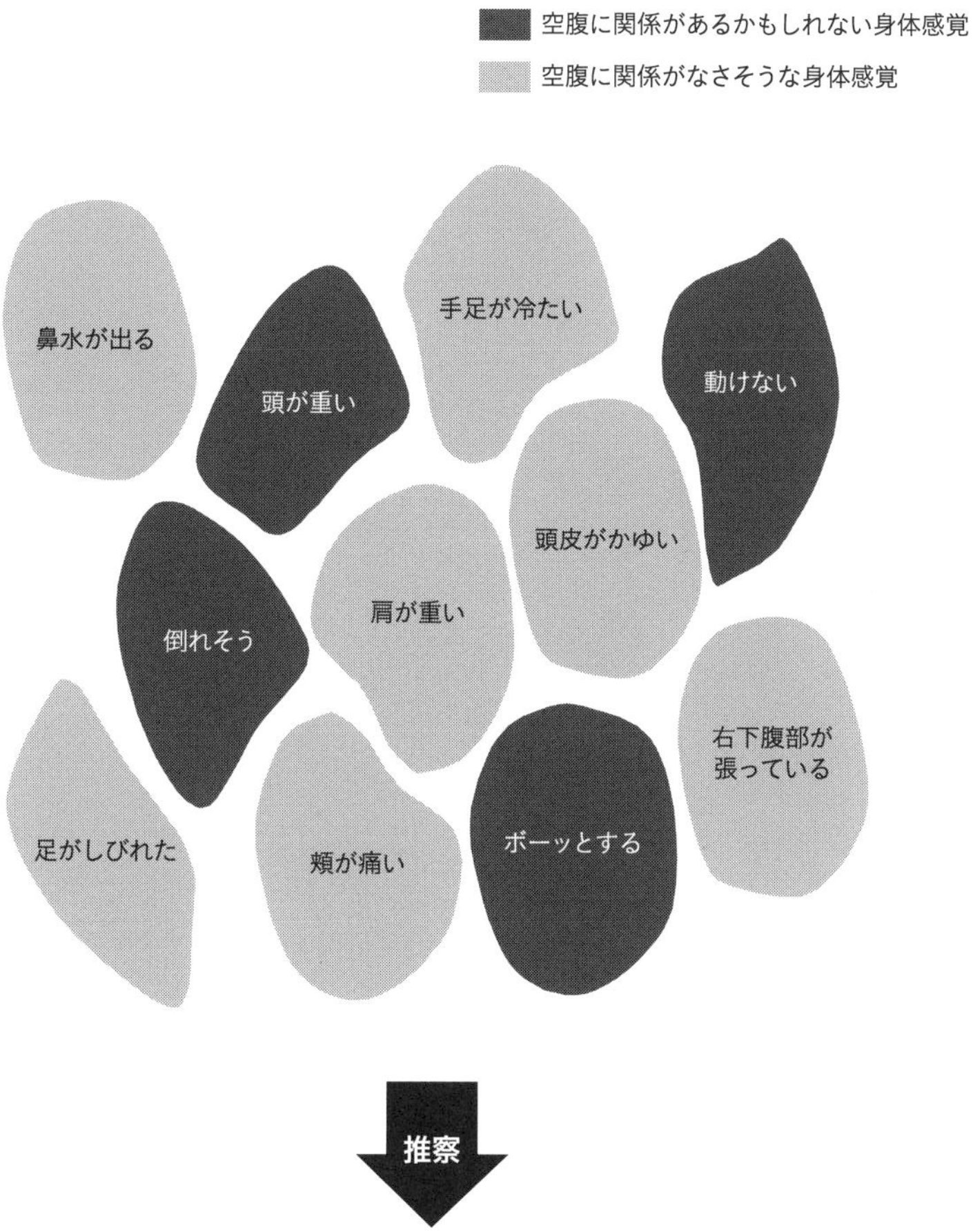

「おなかがすいているのかも？」

「風邪かも？」

「具合悪いのかも？」

「何か悩みがあったかな？」

「生理前？」

すると少し遅れて、やや「空腹感」に限定された（ということは事後的にわかるのだが）、しかし、とても微弱な、次のような身体感覚が出現する（図2）。

- 胃のあたりがへこむ
- 胸がわさわさする
- 胸が締まる感じがする

さらにこれらの身体感覚には、「快不快をともなう気持ち」とでもいうようなものがついてくる。たとえば、

- 胃のあたりがへこんで↓なんだか気持ち悪い
- 胸がわさわさして↓無性にイライラする
- 胸が締まる感じがして↓悲しい

などである。これらは直接的な身体感覚ではなく、身体感覚の情報が、ひゅうっと首の後ろを伝って頭に移動した後に感じるものなので、身体感覚とことばを分けるなら「心理感覚」［★1］とでもいえるようなものである。

★1——この心理感覚とは、脳科学者ダマシオのいうところの「感情」にあたるだろう。人は、たとえば「こわい」という「感情」を得るときに、同時に「身体変化」（本書でいう「身体感覚」）として体を硬直させたり心臓をドキドキさせたりする。多くの人はこのとき、「感情」の結果として「身体変化」が起きると考えがちだが、ダマシオの仮説によると、「身体変化」が先に起こり、それを脳が「感情」として感受するという。つまり、こわいものを見てまず特有の身体変化が生じ、その後にこわさの感情が生じているというわけだ。この仮説は、本書の記述を支持するだろう。

図２　「空腹感に限定された身体感覚」の出現

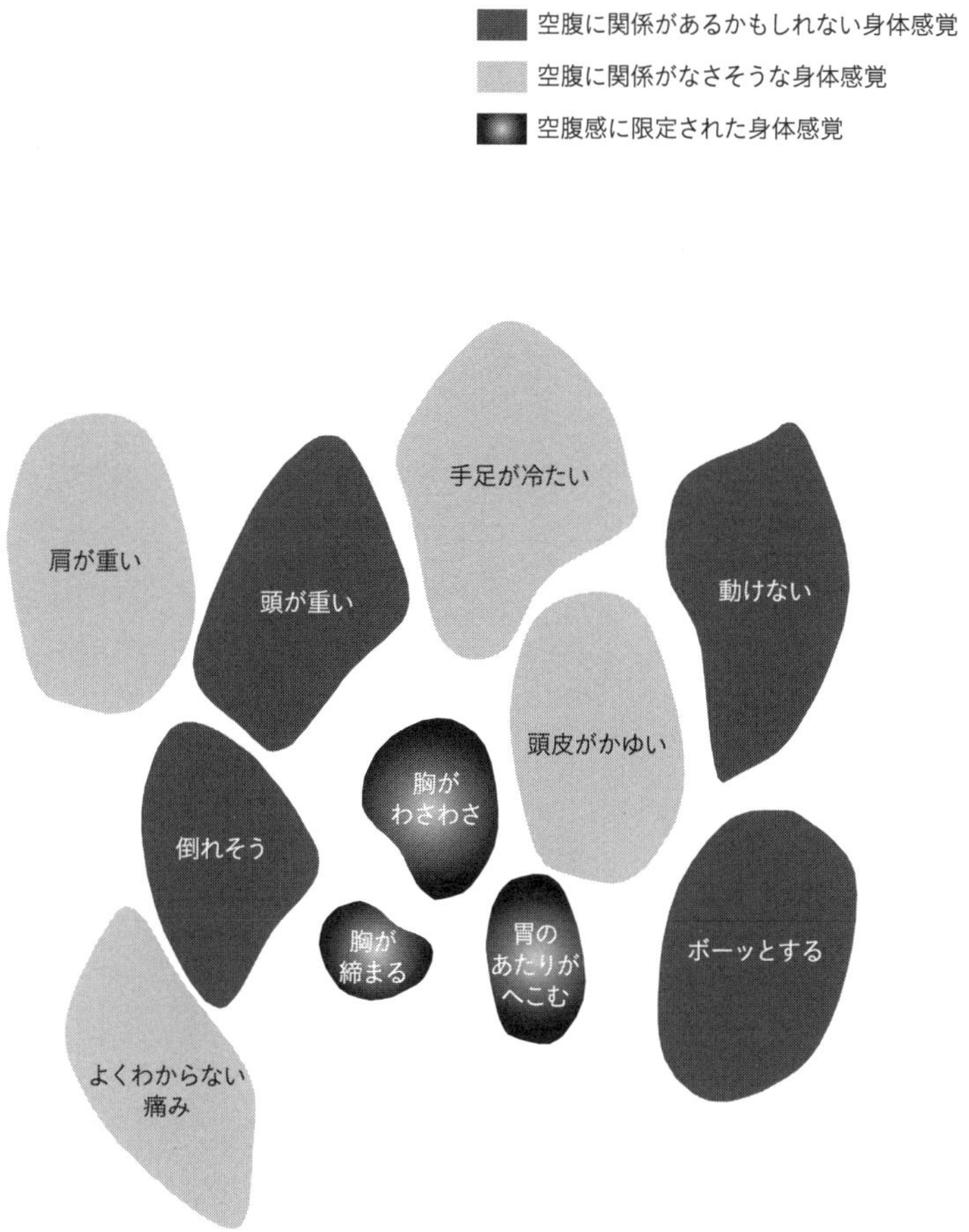

このように、いったん心理感覚をともなうと、「胃がへこんでいる」「胸がわさわさしている」という身体感覚だけでなく、「う〜気持ち悪い〜」「イライラする！」という心理感覚も私を埋め尽くしはじめる。

こうして身体の変調を伝える刺激が身体感覚・心理感覚ともに私に届けられるようになるのだが、これではますます情報が多くなり、「＝空腹」にたどりつくことができなくなる。それぞれの関連性が不明確な、バラバラで大量に生じている身体感覚や心理感覚からは、「＝空腹」とまとめあげることができないのである。そのため、あいかわらず、

●「〝ふらふらする〟から、こりゃあ、やっぱり私、また具合悪いのかも？」
●「〝イライラする〟けど、さっきあの人に言われたことが私はそんなにイヤなのかな」
●「〝ボーッとして考えがまとまらない〟のは、本の読みすぎかもしれない？」

など、「なぜそのような感覚が起きているのか」という原因を、引き続きいろいろと探るはめになってしまう。そのようにいくつかあがる「〜かも？」という推察のひとつとして、「おなかがすいているのかも？」という可能性も生じているという状態である(図3)。

図3 「心理感覚」も出現

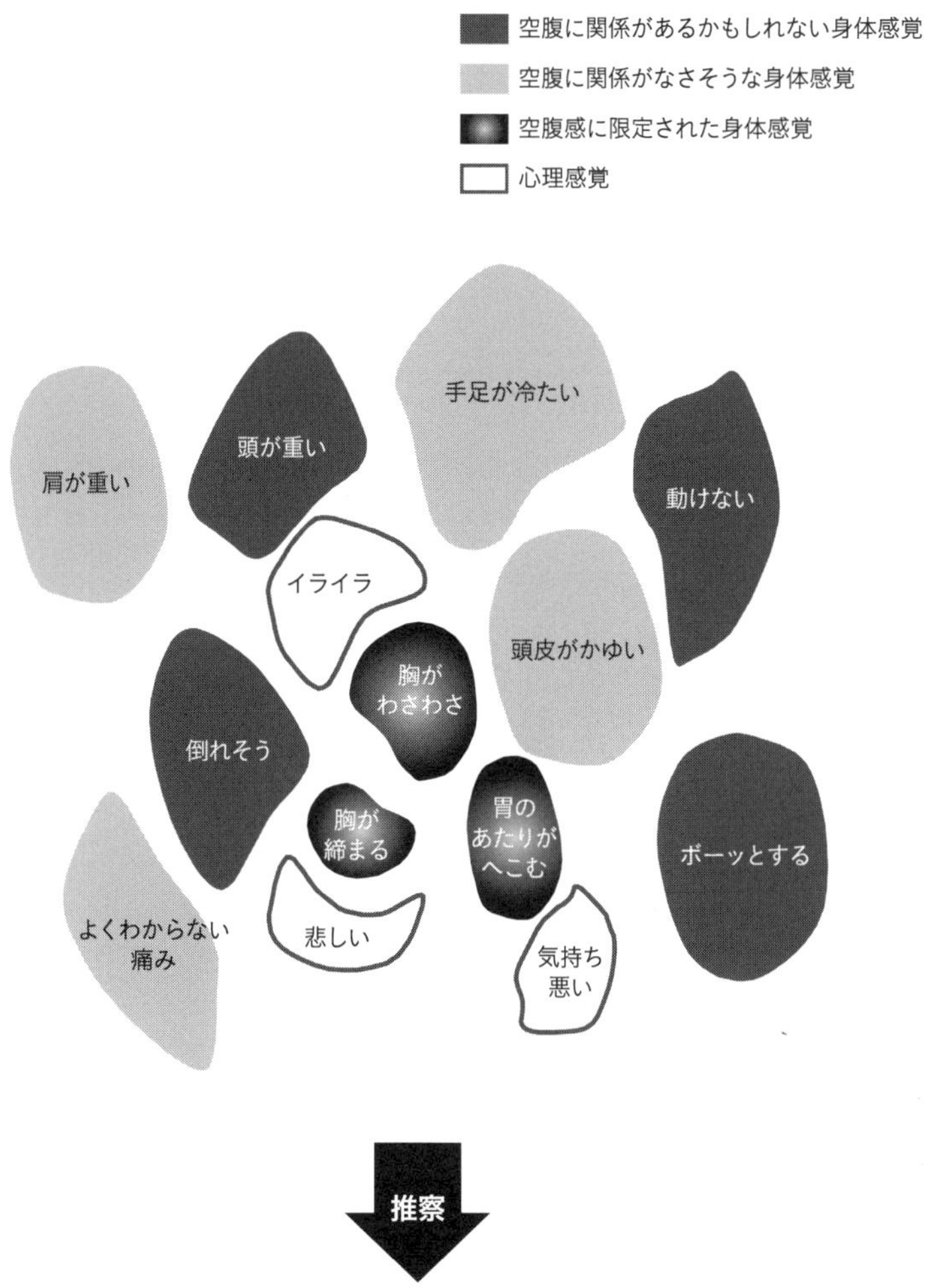

「やっぱり具合悪いのかも？」
「さっき言われたことがイヤなのかな？」
「本の読みすぎかも？」
「おなかがすいているのかも？」

空腹が確定するとき

さて、幸いにも(?)、「空腹」というのは、確実に進行する身体変化である。「胃のあたりがへこむ」という身体感覚は、はじめ小指でチョンと胃が押されるような感じなので「=空腹」だとはわかりにくい。微弱ながら「おなかがすいたかも?」と思うのだが、「手足の先が冷たい」などといった、体中から次々に届けられる他の身体感覚のほうが勝っているため、「おなかがすいたかも」という小さな推察は、「消える」というより「やっぱり違うかも?」と「潜在化」してしまう(このような出たり引っこんだりする「~かも」という推察を、〈かもの亡霊〉と呼んだりもしている)。

しかし、再び「胃のあたりがへこむ」感覚が顕在化したときには、へこみの大きさは親指大になっており、潜んではまた顕れるたびに、次は五〇〇円玉大、次は卵大と、ゆっくり大きくなっていく。その身体感覚が大きくなるにつれて、「手足の先が冷たい」や「蚊に刺された後がかゆい」「肩が重い」「頭皮がかゆい」などの乱立していた他のたくさんの身体感覚のほうが相対的に小さくなり、潜在化していく。その結果、身体感覚の変化から導かれた「具合悪いのかも」「本の読みすぎかも」という、「おなかがすいたかも」以外の「~かも」という推察も、徐々に可能性が低くなっていく。

そしてどらやきくらいの大きさで胃がえぐれる感覚になったとき、まさに文字どおり、おなかが「すく=空く……空っぽにえぐられてなくなる」感じとなる。同時に「ボーッとする」「倒れそう」「胸がわさわさして、無性にイライラする」「胸が締まる感じがして、悲しい」といった身体・心理感覚も増大しており、顕在化しつづけるようになっている。このことから、どうやらこれらは、空腹によって生じ、ひとまとまりになっている感覚らしいということが、事後的に判明する。

こうして、ここでようやく疑う余地もなく「私はおなかがすいている」ということがわかるのである。

それは私の体が私に対して、「今こんな状態ですよ」と自己紹介して訴えているかのような感じだ。つまり、たくさんの身体感覚のなかから、緊急性の低い情報は潜在化し、ニーズの高い情報だけが顕在化して絞り込まれることで、ようやく「私はおなかがすいている状態なのだ」という〈身体の自己紹介〉をまとめあげることになる（図4）。

たくさんの身体感覚を次々に拾う私は、どうやら

「大量の身体感覚を絞り込み、あるひとつの〈身体の自己紹介〉をまとめあげるまで」の作業が、人よりゆっくりである

といえる。その結果、「おなかすいた?」と聞かれても「……わからない」と答えるしかない状態が長く、気がついたら「そういや今日も朝から何も食べていない」ということもよくある。

このような〈身体の自己紹介〉がまとめられない状態を解消するために、私は「たしか、この感覚は〝おなかがすいた〟だった気がする」と、経験や記憶をもとに探ったりする。でもこれだと確信がもてないことが多いため、結局、時刻をいちばん頼りにしているかもしれない。そうすれば「ああ、たしかに昼の一一時四五分だし、そろそろおなかがすいたのだろう」というように、客観的な判断材料とすることができる。

図4　身体・心理感覚の「絞り込み」と「まとめあげ」

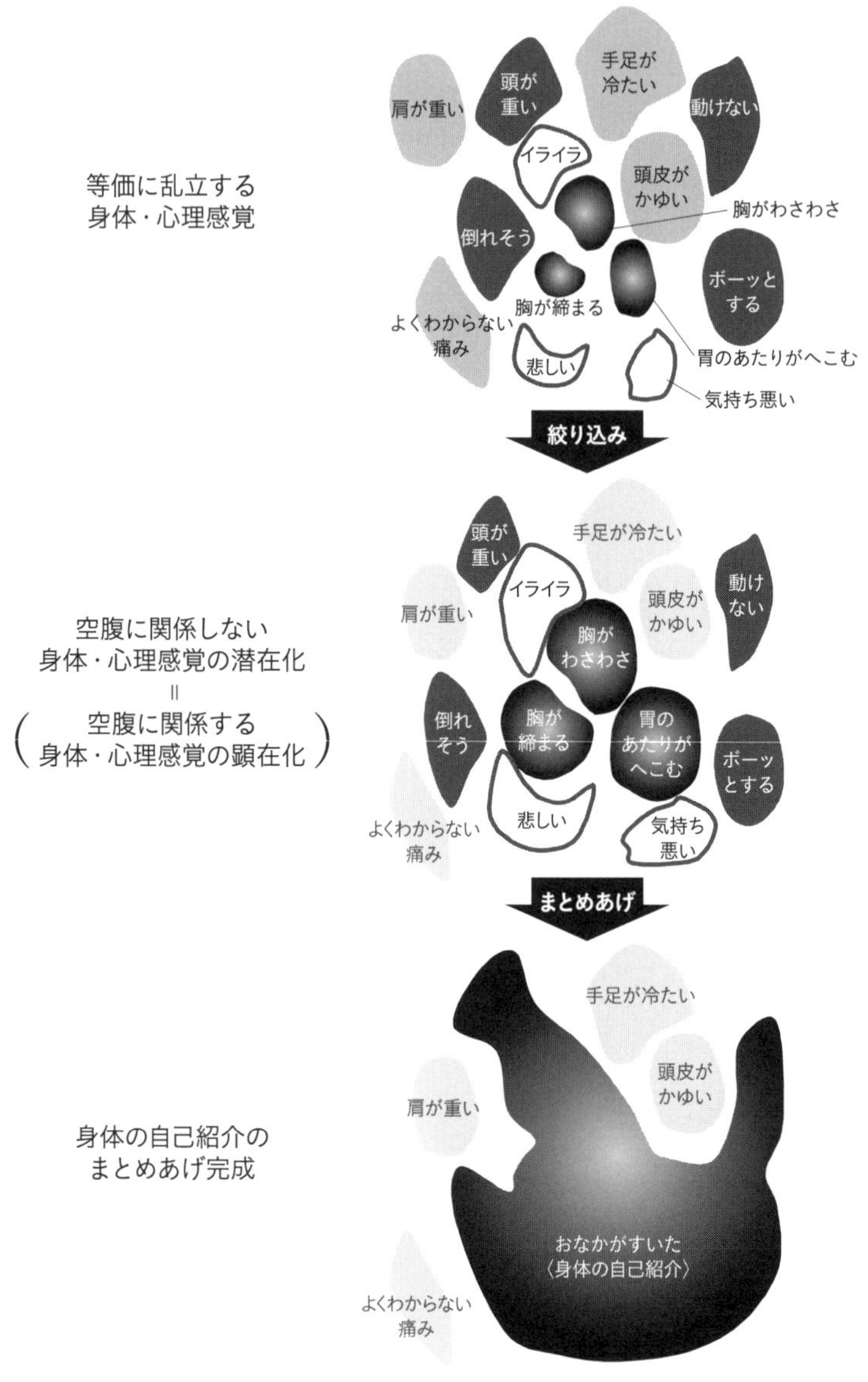
等価に乱立する
身体・心理感覚
肩が重い
頭が
重い
手足が
冷たい
動けない
イライラ
頭皮が
かゆい
胸がわさわさ
倒れそう
ボーッと
する
胸が締まる
よくわからない
痛み
悲しい
胃のあたりがへこむ
気持ち悪い
絞り込み
空腹に関係しない
身体・心理感覚の潜在化
＝
（空腹に関係する
身体・心理感覚の顕在化）
頭が
重い
手足が冷たい
動け
ない
イライラ
肩が重い
頭皮が
かゆい
胸が
わさわさ
倒れ
そう
胸が
締まる
胃の
あたりが
へこむ
ボーッ
とする
悲しい
よくわからない
痛み
気持ち
悪い
まとめあげ
身体の自己紹介の
まとめあげ完成
手足が冷たい
頭皮が
かゆい
肩が重い
おなかがすいた
〈身体の自己紹介〉
よくわからない
痛み

2 行動のスタートボタン

さて、冒頭で述べたように、我が子たちは「おなかがすいた」という〈身体の自己紹介〉をまとめあげて、次に「なんか食べたい」という意志もまとめあげた。

ここではこの「〜したい」という意志を〈したい性〉と呼び［★2］、話を進めることにしよう。

〈したい性〉が立ち上がらない

「普通」が何を指して、どんな様子なのかが私にはわからないので推測するしかないのだが、どうも一般的には、自分の身体がどのような状態かを自覚する〈身体の自己紹介〉のまとめあげが速いだけでなく、まとめあがった身体の自己紹介から〈したい性〉もすぐに立ち上がるようである。「おなかがすいた」から「食べたい」、あるいは逆に「おなかいっぱい」だから「食べたくない」（「したくない」も立派な〈したい性〉といえるだろう）など、あたかも一連の流れであるかのようにスムーズにまとめあげているように見受けられる。

さらに〈したい性〉が立ち上がった後は、まるで〈したい性〉が行動のスタートボタンで、そのスイッチをポンと押されたかのように、「なんか食べたい（したい性）」→「ソバにする」→「鶴亀庵に行く」

★2――「私は主体性のことを〝したい性〟と呼んでいるのだ」という上野千鶴子氏のことばにヒントを得た。

↓「よし急げ」と、するすると具体的な行動にも移れるようだ。

しかし私の場合は、「おなかがすいた」という身体の自己紹介がまとまっても、なかなか「食べたい！」とは高ぶらない。なぜなら、「食べたい」に並列する項目として「食べたくない」も生じているからである。それは「おなかがすいた」という身体の自己紹介だけではなく、「全身筋肉痛」「腸が止まっている」など他の身体の自己紹介も同時に数多く生起しており、それらが「食べたくない」という〈したい性〉も立ち上げるからである。

また、身体外部の情報、たとえば「今は仕事中」「お金がない」「好みの食べ物ではない」なども「食べたくない」をまとめあげる。このように私は「おなかがすいた」以外の身体内外の情報をなかなか潜在化できないため、「食べたい」と「食べたくない」の相反するふたつのボタンが立ち上がってしまい、どちらのスタートボタンを押すか決められなくなる。

この時点では、ふたつのボタンのどちらかを選ぶ十分な根拠もなく、ボタンの大きさ（〈したい性〉の強さ）もそれほど大きくない。そのため、「食べたいけど食べたくない……」という行動のフリーズ（停滞）

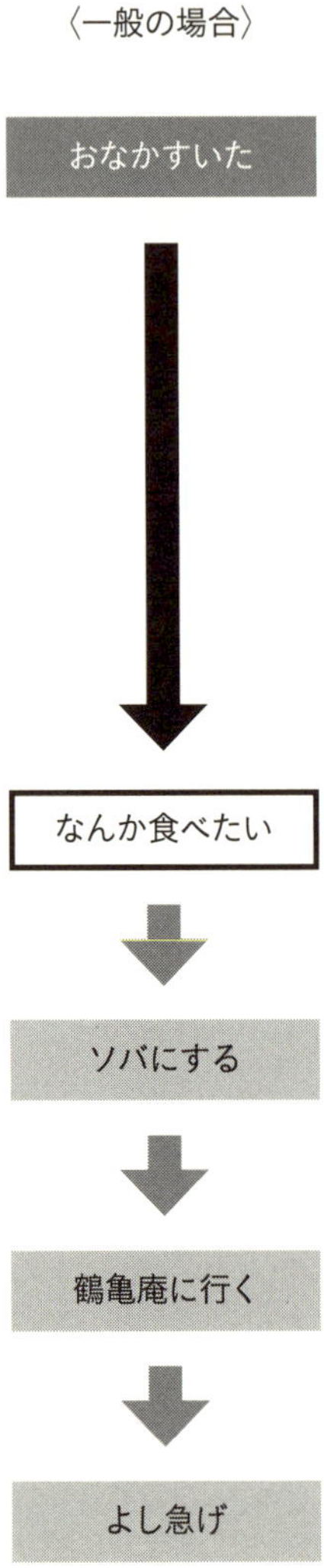
〈一般の場合〉
おなかすいた
なんか食べたい
ソバにする
鶴亀庵に行く
よし急げ

図５　決められない〈したい性〉

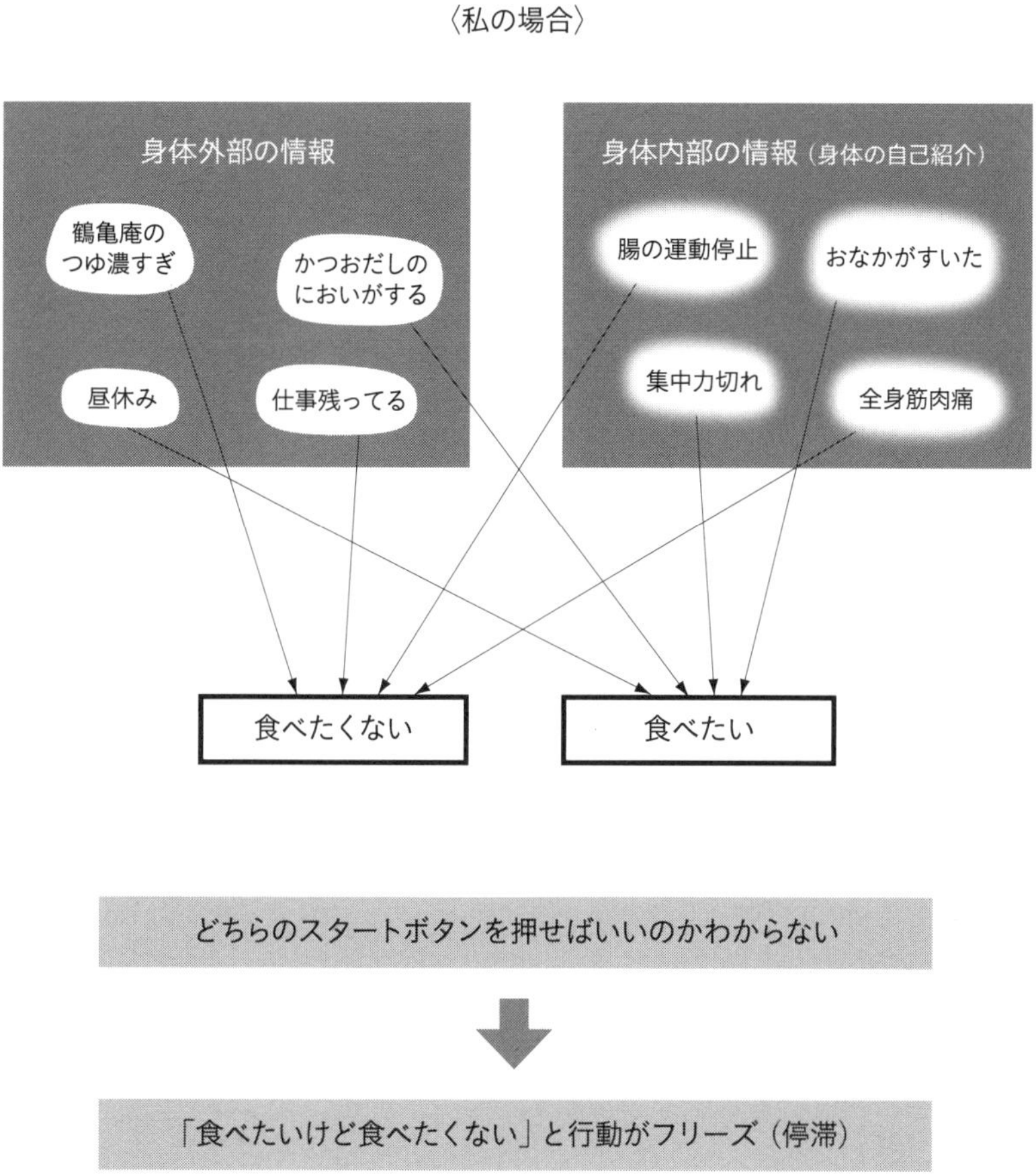
〈私の場合〉
身体外部の情報
鶴亀庵の
つゆ濃すぎ
かつおだしの
においがする
昼休み
仕事残ってる
身体内部の情報（身体の自己紹介）
腸の運動停止
おなかがすいた
集中力切れ
全身筋肉痛
食べたくない
食べたい
どちらのスタートボタンを押せばいいのかわからない
「食べたいけど食べたくない」と行動がフリーズ（停滞）

が生じ、「おなかすいてるんだよなあ」「このままじゃきっと、動けなくなっちゃうよなあ」と思いながら何もできない、という状況に陥る。つまりバラバラの身体内外の情報が、それぞれ別の〈したい性〉を生み出し、身動きをとれなくしているのだと考えられる（図5）。

身体内外の情報をすりあわせるのに時間がかかる

ここではわかりやすくするために、ざっくりと「食べたい」「食べたくない」というふたつの〈したい性〉に分けて言及したが、さらに詳しくいえば、ほんとうはもっと細分化された状況が起きている。たとえば、胃のへこみからは「何でもいいから何か食べたい」という〈したい性〉がまとめあがったとしても、

●腸は「動いてないから〝もたれないもの〟なら食べてもいい」
●体全体は「熱がこもっているから〝冷たいもの〟に限って食べたい」
●喉は「飲み込めない。〝ぱさつくもの〟は食べたくない」
●血液（?）は「野菜不足だから野菜、特に〝ネギ〟を食べたい」
●舌は「〝塩分〟をやや多めに食べたい」

と、身体の各所が勝手気ままに、しばしば両立しない〈したい性〉を訴えかけてくる。

そんなときに「食べたいか」と聞かれても、YES／NOアンサーで答えるのはむずかしい。

「食べたい……のかな？　冷たくて、噛まなくてよくて、やわらかくて、腸の中でもたれない、ややスパイシーな何かなら食べられるかもしれない。それって何？」

「あれも無理、これも違う。うーん、何が食べられるんだろ……」

「つまり、食べたくないのかも」

とフリーズしてしまう。

毎回同じファミリーレストランに行くのにメニューが決まらないのは、こういった「その日その時刻にかかえている身体の自己紹介」を聞き取り、メニューとのすりあわせをしなければならないからかもしれない。そんなときに、運よく偶然、条件を兼ね備えたもの……たとえば「ビビン麺」なんかが目に飛び込んでくると、いっせいに身体各所が「そう！　それだよ！」と心の中で叫び出し、「ビビン麺が食べたい」と決まったりする。

このように、細かくてたくさんの身体内部の情報と身体外部の情報の「需要と供給」のすりあわせが完了することによって、ようやく私の〈したい性〉がまとめあがるのだが、これはとても時間がかかったり、まれだったりするわけである。

一般的にはおそらく、数多くの身体感覚をすぐに絞り込み、「おなかがすいている」というひとつの自己紹介としてパッとまとめあげ身体内部の情報の数を減らすため、身体外部の情報とのすりあわせが容易になっていると考えられる。しかし私には、人びとがこんなにたくさんあるはずの身体感覚を容易に絞り込み、ひとつにまとめあげていることのほうが不思議に思われる。人びとの「おなかがすいた」へのまとめあげは、たしかにスピードは速いが、実はとても大雑把で……うっかりしていることの裏返しではないだろうか。

そうして振り返ってみると、これまで私は、なんとか一般の人びととの感覚に近づこうとして「おなかがすいた」という身体の自己紹介をまとめあげようと努力し、なかなかまとまらない自分をいぶかしがってきたが、はたしてそれは必要な作業だったのだろうか。そもそも私が近づこうとしていた「一般的だとされる〝おなかがすいた〟」などという身体の自己紹介はほんとうに「ある」のだろうか……。

緊急事態！〈せねば性〉の発動

とはいえ私の場合も、〈身体の自己紹介〉が〈したい性〉にまったくつながらないわけではない。放っておけば朝昼二食抜きになり、夕方くらいになると身体の自己紹介は完全に「おなかがすいた」一色になり、「食べたい」という強烈な〈したい性〉がやってくる。

しかし、だからといって悠長に〈したい性〉がまとめあがるのを待つのは、ときにひどく危険である。というのも、「〈したい性〉一色になったときには生きるか死ぬかの瀬戸際」ということが、往々にしてあるからだ（「自閉症」と診断されている子どものなかにも、軽い風邪であるにもかかわらず、飲み食いせずにひどい低血糖や脱水で運ばれる子たちがいる）。

胃のへこみ具合がどらやき大になっているときは、「おなかがすいた」という身体の自己紹介はとても大きくなっていて、顕在化しつづけるようになる。でもそのようなときというのは、それまで絞り込みやまとめあげができずにフリーズしていたために、ほとんど飲まず食わずで追いつめられている状態であることが多い。ゆえに身体の自己紹介も「おなかがすいた」から一歩進んだ「これ以上食べなかったら倒れるよ」という警報となって、生命の危機を訴えている。

つまり、「おなかがすいた」という身体の自己紹介が顕在化しつづけるときには倒れる寸前ということであり、それはすなわち、一般的に人びとが「おなかがすいた」とまとめあがるときよりも、ずっと空腹度が進んでいる状態であろうと推測される。

ここまでくると〈したい性〉なんてかわいいものではない。いうなれば〈せねば性〉だ。これほどせっぱつまった緊急事態になった時点でようやく、〈せねば性〉というかたちで、行動の意志がまとめあがるのである［★3］。

〈せねば性〉は〈したい性〉の活用形みたいなもので、行動選択のスタートボタンには変わりない。しかしスタートボタンが〈せねば性〉に変化したときには、「もしかしたら死ぬ？・」「もうすぐ倒れてしまう！」といった危機感とパニックで泣きそうになっている。そのなかで、「何を買えばいいかわからない」「いくらくらいのものを買えばいいんだ！」「パン？　ごはん？　麺？・」「たい焼き屋は目の前にあるけどおやつの時間じゃないし、お菓子でもいいとは思ったけど、やっぱり夕飯時だし食事をとらなきゃダメかも」など、具体的なたくさんの行動を、一つひとつまとめあげなければならないことになる。

これはかなり命がけの作業なので、そこまで進んでしまうのは、やはり未然に防ぎたいのである（図6）。

★3——だれでも、何かを「したい」と感じていながら、それがいつまでたっても具体的な行動に移せないでいると、やがて不安や焦りの気持ちが出てくる（せねば性）。さらに時間がたつと、不満・悲しみに至る（うつ）。ボストン大学のグロスバーグが提唱するi-STARTモデルでは、自閉症ではこの「したい性→せねば性→うつ」の変化が早いという。

図6　〈せねば性〉

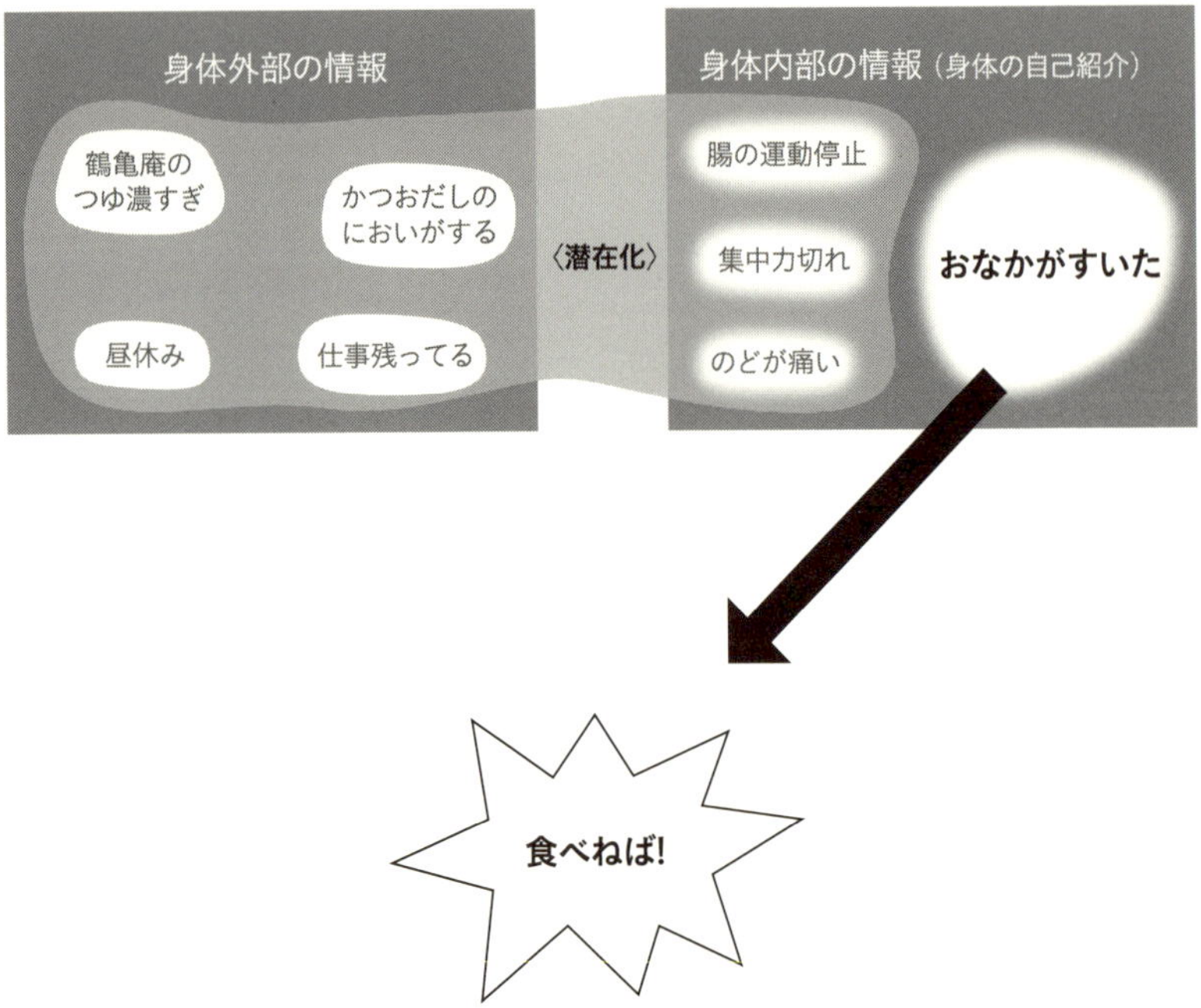

時間が経って「おなかがすいた」が大きくなると、相対的に他の情報が小さく潜在化して「食べねば!」がまとめあがる。

第三の道＝〈します性〉で行動を決めておく

こういった〈せねば性〉の行動のスタートボタンが押された後のつらさを考えると、〈したい性〉がまとめあがるのをのんびりと待つわけにはいかない。

そこで「食べることになっている」「食べます」としておくのがいちばん手っ取り早いし、安全だということになる。なかなかまとまらない〈したい性〉や、危険な〈せねば性〉のかわりに、多くのケースにおいて私はこの、言うなれば〈します性〉を用いている。

たとえば、先ほど身体の自己紹介をまとめあげるために時刻を頼りにする例をあげたが、より本格的に時刻で行動を規定し、「一二時です。昼ごはんを食べます」という〈します性〉にしておく。そうすれば「おなかがすいているのかも?」「具合が悪いのかも?」といった推察にわずらわされなくなるし、「食べたい」という〈したい性〉がなかなか現れないために行動のスタートボタンが押せず、栄養や水分補給が手遅れになり、あとでばったりと動けなくなったり、〈せねば性〉で焦ったりする事態を避けることもできるようになる。

このように〈します性〉で行動を規定することによって、身体の自己紹介のまとめあげの如何にかかわらず、「食べる」という行動ができるようになるのである。

身体内部の情報も身体外部の情報も、潜在化されずに細かくあふれかえる私にとって、両者の条件のすりあわせには時間も労力もかかるため、さきほどの「ビビン麺」の例のように、すりあわせが完了するケースというのはまれである（だからこそ、すりあわせが完了した場合には「それだけ」になり、まっしぐらになるのだが）。よって多くの場合は、身体内外の情報を一部無視することで、「えいやっ！」と無理やりひとつの行動を選ぶことになる。このように、すりあわせをしなくても済むように行動を決めてしまう意志が〈します性〉であり、日常生活の大部分はこの〈します性〉で動くことになっている(図7)。

ちなみに食べる量は、「あるものがなくなるまで食べます」という〈します性〉で動いている。少なく出されればそれがなくなるまで。多く出されてもそれがなくなるまで。もうちょっと食べたい気がしても、もう苦しくて吐きそうと思っても、きれいになくなったところがおしまいということにしている。

取り分けて食べる大皿料理やバイキングは、自分のお皿にとった分がなくなったらおしまい。おかわりはしてもいいが、残してはいけない。なぜなら「おなかすいた」だけでなく「おなかいっぱい」という身体の自己紹介もまとめあがりにくいため、「皿の上のものがなくなったら、食べるのをやめます」という〈します性〉で決めるしかないからである。

図7　〈します性〉

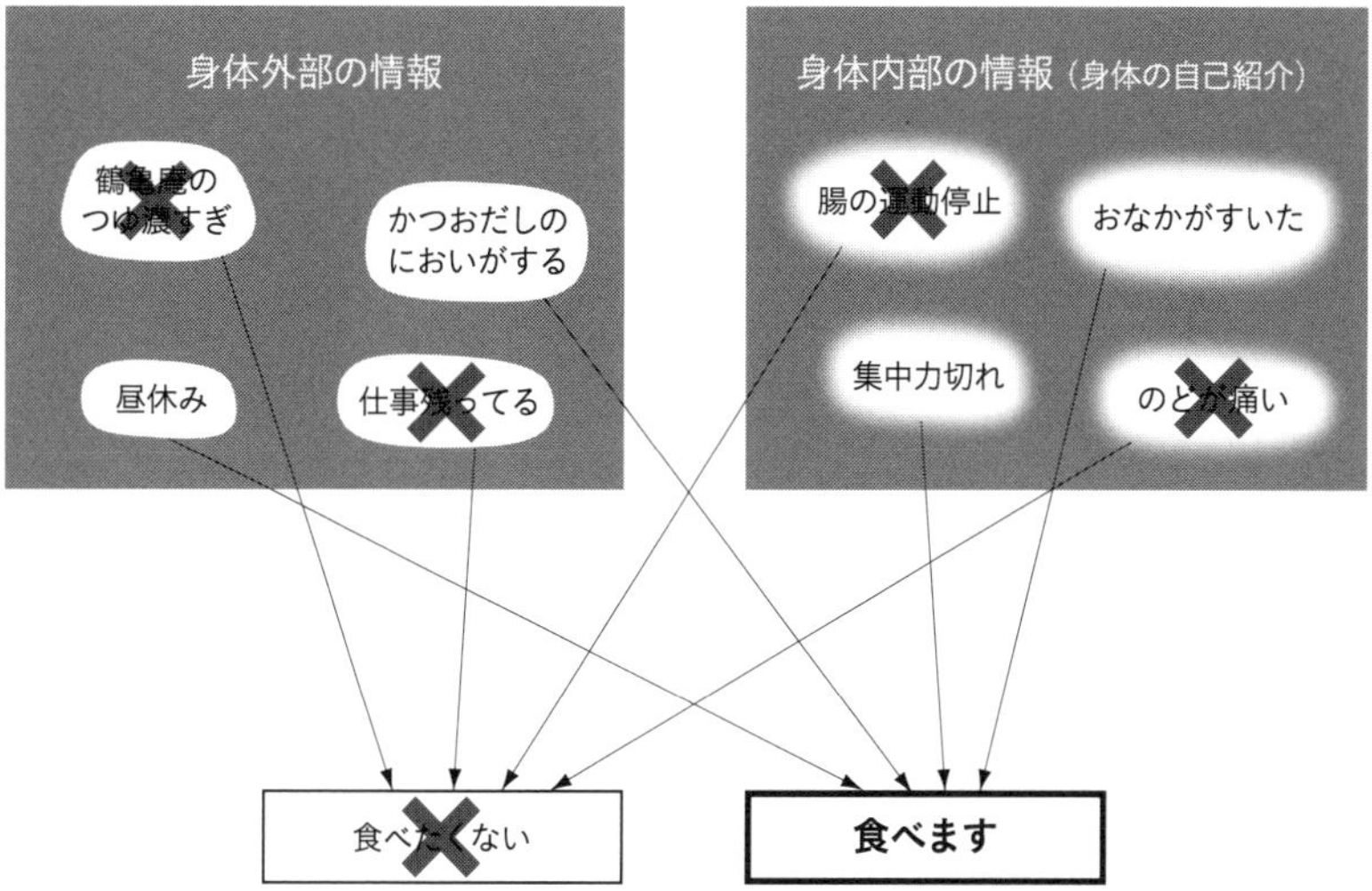

「食べたくない」に接続する身体内外の
情報を「えいや!」と無視して（しきれて
ないが）、「食べます」をまとめあげる。

3 具体的な行動のまとめあげ

さて、〈したい性〉や、その変化形である〈せねば性〉〈します性〉によって、「食べる」という行動のスタートボタンが押されたとする。最後に残るのは、大量にリストアップされた具体的な行動の選択肢のなかから、一つひとつ行動を絞り込み、それをまとめあげる作業である。

上司か鶴亀庵か　乱立する選択肢

私が「オフィスで仕事をしている」とする。時刻はもうすぐ昼の一二時。まだまだやるべき仕事はたくさん残っている。しかし先ほどから「おなかがすいた」という身体の自己紹介が、かすかにまとめあがってきている。この自己紹介はどうせまた潜在化してしまうので無視してもいいのだが、これを放って昼食抜きで仕事を続けたら、気がつけば夕方になり、「食べねば」という〈せねば性〉でパニックになることは目に見えている。そこで、やり残した書類の束がまとめあげる「仕事が残っているから食べたくない」という〈したい性〉をバサリと切り落とし、時刻を頼りに「一二時です。食べます」という〈します性〉のスタートボタンを押す。

ここまでが本章で既に述べてきた部分であるが、次にここで、私にはたくさんの行動選択肢が立ち現れ、「さてどうしよう」とフリーズすることになる。

こわい上司に注目すれば「こっそり抜け出す」「申し訳なさそうに断って昼食をとる」などの選択肢が出てくる。また「おなかがすいた」という身体の自己紹介に注目すれば、「あのドアを開けて鶴亀庵に行く」が出てくる。これらたくさんの乱立する選択肢のなかから、矛盾しない選択肢を絞り込み、それを順序立ててまとめあげなければいけない。この場合ならば、

昼一二時…仕事を中断して昼休みを取る…上司に、申し訳なさそうに「昼食をとりに行ってきます」と言う…ドアを開けて出て行く…鶴亀庵まで道を歩いて行く…ソバを食べる…戻って仕事を続ける

という一連の流れがひとつの答えになるだろう。しかしこの答えをまとめあげるまでが、私の場合ゆっくりなのである(図8)。

パニックになる理由

行動の選択肢はこれだけではない。「上司に申し訳なさそうに『昼食をとりに行ってきます』と言う」という行動ひとつとっても、「どんな声色で」「どんなスピードで」「どんな表情で」「どんなタイミングで」「どんな身振りをつけて」など、細かい所作のレベルまで数限りなく選択肢が生じる(図9)。

このように、ある一連の行動は大量の細かい所作から成り立っており、そこには階層構造がある。そして私の場合、このような低次の所作レベルでの選択肢も乱立するため、絞り込み、まとめあがりに時間がかかる。したがって、いくら〈します性〉を用いて行動のスタートボタンを押してみても、なかなかそのような細かい所作まであらかじめ決め尽くしておくのはむずかしいため、どうしてもその場でまとめあげなければならない事項が出てくることになる。

たとえば「食べるものはソバにします」という〈します性〉で動き出したものの、店に行ったら売り

図８　行動選択肢の乱立

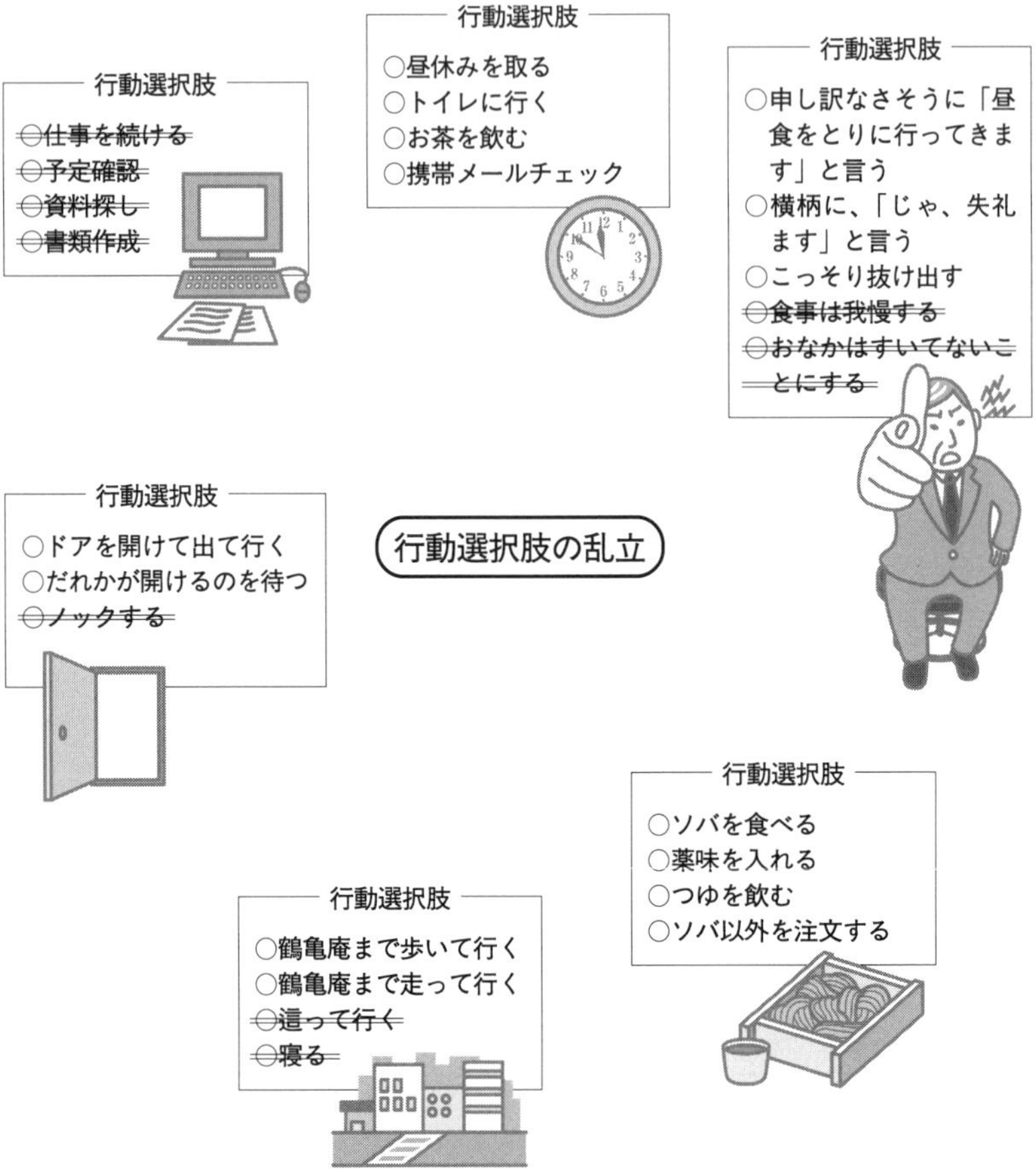

環境中には、たくさんのモノ・ヒトがある。それぞれが私に対して、行動選択肢を提示してくる。たくさんの行動選択肢から適切なものを「絞り込み」、それらをどのような順序で実行するのか、時系列で「まとめあげる」ことで、ひとつのまとまった行為が完成する。

例：仕事を中断して昼休みを取る→上司に、申し訳なさそうに「昼食をとりに行ってきます」と言う→ドアを開けて出て行く→鶴亀庵まで道を歩いて行く→ソバを食べる→戻って仕事を続ける

図9　行動の階層構造(昼食をとる場合)

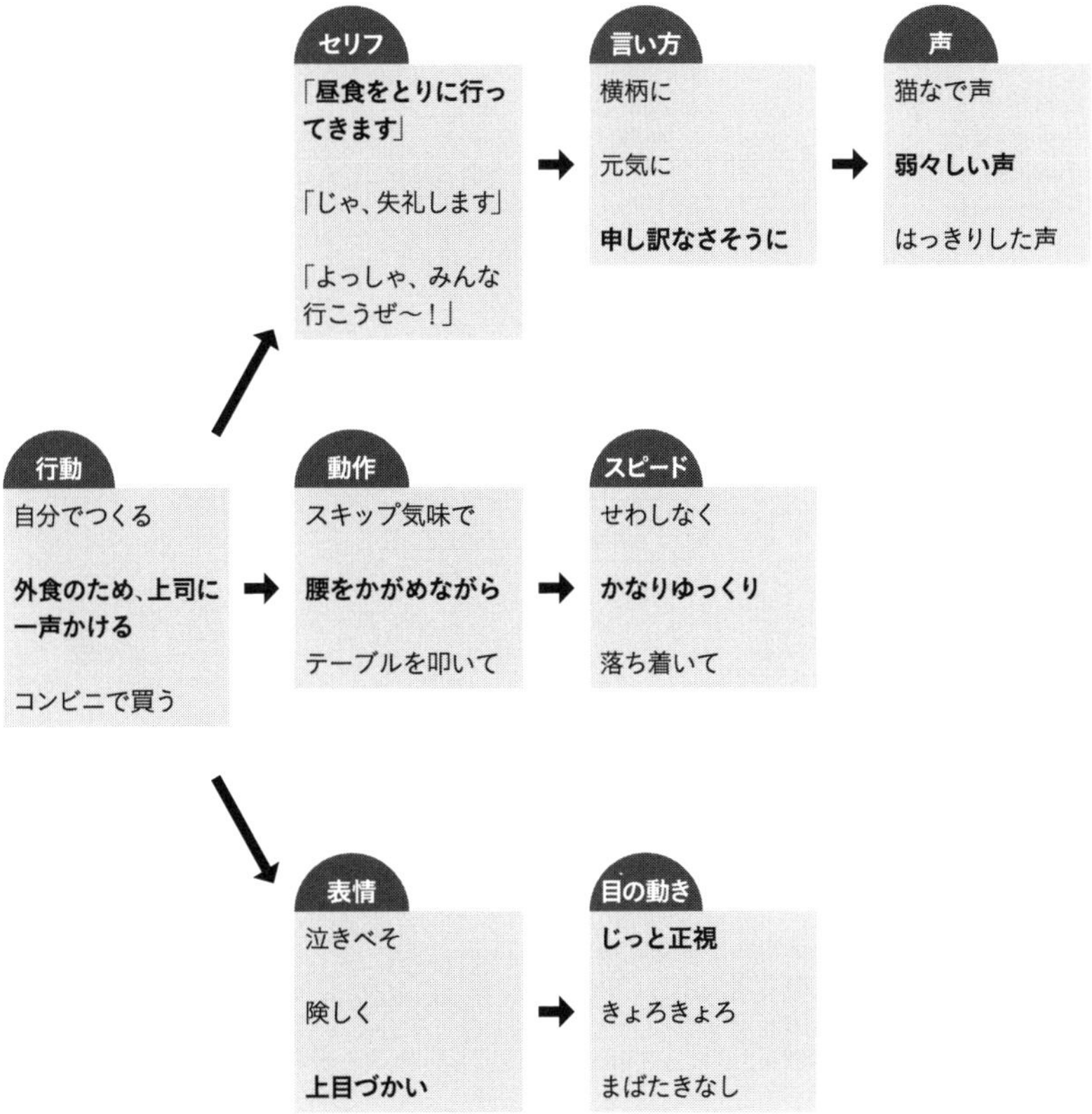

切れだったり、「温かいきつねうどんならば、すぐにご用意できますけれど、ざるソバだとお待ちいただきます。いかがいたしましょうか」とその場で突然、即時の選択を迫られたりすることもある。

これは大きな問題である。なぜなら〈します性〉というのは〈したい性〉と異なり、「これが食べたい」という具体的な身体のニーズにあまり根ざしていないため、メニューを選択するときの根拠に乏しく、あらためて決めなおすのにたいへん時間がかかってしまうからだ。

その結果、さんざん迷ったあげく、「ダメだ、もう選べない。昼休みが終わってしまう。今日の昼食はもう食べられない」と途方に暮れたり、「頼めるものを頼んだだけで、食べたくないものを頼んでしまった」と落ち込んだり、情報処理が追いつかず頭の中が「ギャーッ!!　助けて〜!」とパニックになったり、といった事態が発生するのである。

「いつもと違う」がなぜ問題か

このような試行錯誤の末、または、あるとき偶然スムーズに行動ができた際の一連の流れを、私は次々に「行動のまとめあげパターン」として登録する。もし先ほど考えた、

昼一二時…仕事を中断して昼休みを取る…上司に、申し訳なさそうに「昼食をとりに行ってきます」と言う…ドアを開けて出て行く…鶴亀庵まで道を歩いて行く…ソバを食べる…戻って仕事を続ける

という一連の流れが成功した場合、私は毎回そのとおりに忠実に動こうとするだろう。

また「こわい思いをした」「失敗した」という結果を得たことについても「しないこと」としてパ

ターン化する。具体的な行動においてもできるだけ細かく取り決め、それを一連の流れとしてやっとのことでインプットする。それにより、「この感覚を得たときはこれをする」というように、ある身体・心理感覚が生じてから行動までの行程で、フリーズすることのない、安心できる日常生活を送ろうとしている。

つまり〈身体の自己紹介〉〈したい性〉〈行動の選択肢〉のいずれもまとめあげにくくて不安定なために、たくさんのことを〈行動のまとめあげパターン〉として細部にわたって規定することによって、行動の絞り込み、まとめあげに毎回不安にならなくても済むようにしているのである。

ただ、一度パターン化してしまったものについては、そのとおりにいかない場合にたいへん動揺し、混乱する。変わらずに繰り返される日常生活においては、やっとの思いで決めた具体的な行動の細部に至るまでのパターンを守り、迷わずに行動しているのだが、ほんの少しでも環境が変わるとそのパターンが適応できなくなり、登録していた「行動のまとめあげパターン」がほどけてしまい、パニックを起こしたり、不機嫌になったり、固まって動けなくなってしまったり、具合が悪くなったりする。なぜなら、せっかくあふれかえるたくさんの選択肢のなかから、「このときにはこの行動」と一対一に細部に至るまで絞り込んでおいたのに、その結びつきが壊れることで、急にまた、たくさんの選択肢から一つひとつの行動を選ぶという一からのまとめあげ作業に舞い戻ってしまうからである。

たとえば「トイレの後には手を洗って拭く」という習慣は私にとって迷うことなく自動化された〈行動のまとめあげパターン〉になっている。しかし「いつもの場所にタオルがない」ということが起きると途端に、「手を洗うかどうしようか。手を洗わないのなら衛生的に大丈夫だろうか。手を洗うならタオルを使うかどうしようか。タオルを使うなら換えのタオルはどこにあるだろうか。タオルを使わないのなら濡れた手はどう始末しようか……」といった具合に、決めなければならない選択肢が一気にたくさん立ち上がるのである。

このような「いつもと違う」という変化は、ささいと思えるようなことでも大問題に感じられる。いや、ささいと思えるような日常だからこそ大問題に感じられるのかもしれない。

4 今日、寒いの？

ここまで空腹感について述べてきたが、私がわかりにくい感覚の例としてもうひとつ、体温変化における身体感覚がある。私は空腹感と同様、「自分の体が温まっている」もしくは「冷えている」という〈身体の自己紹介〉がまとめあがりにくいのである。

気温の高低がわからない

真冬に、人が「寒いね〜」と言うときには「そうでもない」と言い、他の人が快適だと感じるくらい部屋が暖まってくると「暑い暑い！」と騒ぐ私は、「感覚鈍麻であり感覚過敏である」というおかしな称号をいただくことになる。しかしこれには、ちゃんと私の判断基準がある。

私が寒暖を判断するのは外気温そのものによってではなく、「気温と体温の差」によってであり、一般的には無視されるようなささいな差であっても、パニックになるほど「暑い！」「寒い〜」と混乱し、訴えることになる。

人は長時間一定の気温のなかにいると、体温と気温との差が小さくなってしまい、皮膚で差として感じられなくなる。一般的な場合は、このようなときに「私は今、冷えている。そして体温と外気温の差はない。ゆえに外気温は冷えている」という三段論法によって外気温を知ることができるのだろうが、私の場合ははじめの「私は今、冷えている」がわからないために、差がなくなった瞬間に気温についての情報が得られなくなってしまうのである（図10）。

図10　寒暖の感受の比較

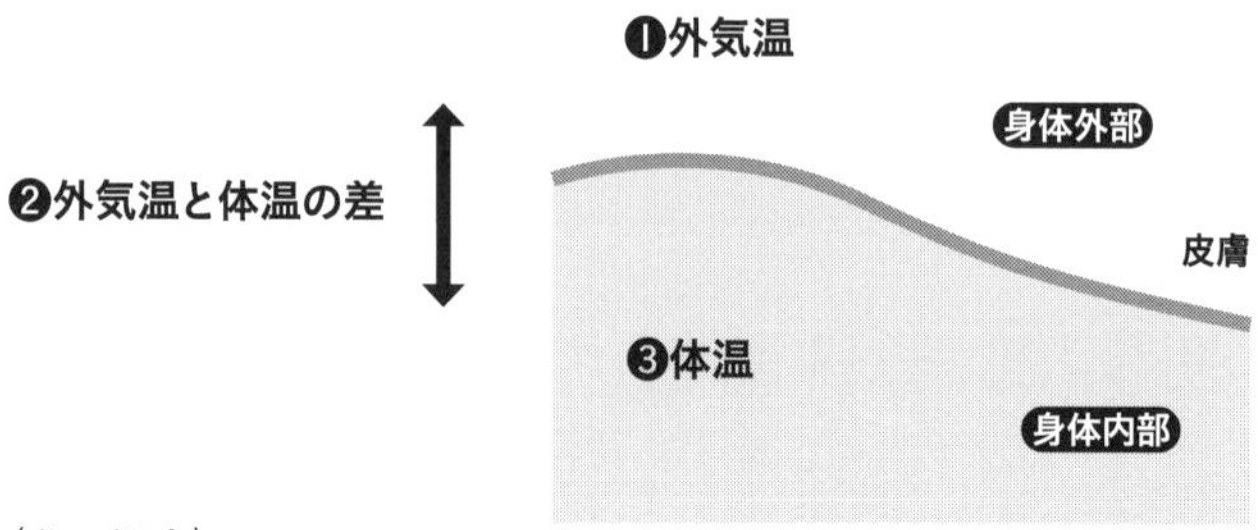

〈私の場合〉

一般に比べて
❷については過敏なほどわかるが、
❸がまとめあがりにくい。
したがって❶の急激な変化によって
❸が変わらず❷だけが変化した場合は
一般の人より過剰反応する。
しかし、長時間❶が低い（もしくは高い）場所にいると
❷が小さくなり、寒暖がわからなくなる。

〈一般の場合〉

私に比べて
❷は鈍感だが、
❸についての身体の自己紹介は
私よりもまとめあがりやすい。
したがって長時間❶が低い（もしくは高い）場所にいて、
❷がほぼゼロになっても、❸が低く（もしくは高く）
なっていることがわかる。
そこから間接的に❶を知る。

なぜだか足が痛いけど……

冬。一月～二月の薄明るい曇天の朝。まず目が覚めて私が得る身体感覚や心理感覚は、

- なんだか今日は足が痛い
- 体がひどく重くて、ほとんど動かない
- 体にやけに力が入る
- どうにも無性にさみしい気持ちがする

というものであるが、これらそれぞれの感覚に関連性があるのかどうかわからないため、ひとつの身体の自己紹介としてまとまらない。

先ほどの空腹感の例と同様、いつもと違う身体感覚に対し、毎回真っ先に浮かび上がる推察は、「私、具合悪いのかも？」である。そして「風邪かも？」「筋肉痛かも？」「おなかすいているのかも？」と、具合の悪い原因として複数の推察が乱立する。

ここで、たとえば「今日はとても寒いわよ」と家族に言われたり、ニュースで「今月いちばんの寒さです」と聞いたりするなど、身体外部の情報が加わることで、「おお、今日は外が冷えているのか」と気温について知ることができ、「ということは私の体も冷えているのかな」と一気に推察がひとつに絞り込まれることになる。

ほかにも、暖房のきいていない寝室から、そのときの私の体温にちょうどいい加減に暖房のきいた暖かいリビングルームに「偶然」入ったときに、ふわっと体のこわばった緊張が解け、息がしやすくなり、思わず顔がほころび、うれしい気持ちがおとずれる。そこで、

「ん？　具合が悪くなくなったぞ？　なぜこのような体調の激変が起きたんだ？　環境として変化したのは温度だ。暖かいと感じる部屋に入ったら体がラクになったぞ。ということはさっきまでは気温が冷えていたのだ。もしかして今日はいつもより気温が低いのかも？　ならば私の体も冷えているのかな」

と分析して気づくこともある。念のためここで家族に「ねえ、今日寒いの？」と確認する。

もちろん厳寒期の後半にもなれば、過去の経験から自力で「もしやこの感覚は、今日は気温が低くて、私の体は冷えているのかも？」と気づくことも増える。このようにして「私の体は冷えている」と身体の自己紹介がまとめあがる。

しかし「冷えている」ことがわかっても、先ほどの空腹感のときと同様、それが「温まりたい」という〈したい性〉には、やはりなかなかたどりつかない。また、その後に続く具体的な行動の選択にも結びつかないため、「う〜ご〜け〜な〜い〜」と言いながらぶるぶる震えつづけたり、「体が痛い〜、悲しい〜」と思いつづけたりすることになる。

たいていはここで、見かねた家族が暖房をつけたり、ジャンパーを着せたり、「お風呂がわいているから温まって」とアドバイスしてくれたりなど、私に「温まりたい」という〈したい性〉が生じる前に一気に行動の選択をアシストして決定している。それによって私はなんとか具体的な行動を起こすことができている。

〈します性〉が〈したい性〉を導くこともある

私は二年前にアスペルガー症候群という概念を知るまで、自分の体温変化についての感覚が一般的でないことに気づいていなかった。だから、「冬の朝起きたときに動けない＝体が冷えている」ことに気づかず、「布団から出られない。理由もなく起きられない私は怠け者なんだ」と自分を責めていた。当然、「温まりたい」という〈したい性〉もまったく生じていなかった。そのため、それまでは家族から「動けないのは寒いからよ」と指摘されても、「いや、寒くはない。動けないだけ。手が痛くて冷たいだけなのだ」と内心反発していたし、「暖房をつけろ。風呂に入れ」と言われることに対し、「何を的外れなことを言っているんだ」と、とてもうっとうしく迷惑に感じていた。

しかし、アスペルガー症候群を自認したはじめての冬（二〇〇六年一二月〜二〇〇七年二月ごろ）、「もしかしたら気温が低いのかも」と推察した段階で、「暖房をつけます」「動けないときにはお風呂に入ります」という〈します性〉をはじめて用いることにした。これでだいぶ動けるようになった。

実のところ、「暖房（ストーブやエアコン）は贅沢だから使いません。環境に悪いです。それに肌やのどが乾燥して頭もボーッとして苦しいです。学習する際も頭寒足熱がいちばんで、それにはこたつの使用が合理的です。よって冬は暖房をつけずにこたつだけで過ごします」という別の〈します性〉によって長年生活してきた私にとって、「暖房も使うもの」とする大変換は断腸の思いだった。しかしながら、この新しい〈します性〉によってときには暖房を使用することで、体がラクになることも増えた。

そこではじめてうっすらとした「暖房をつけて温まりたい」という〈したい性〉や、「温まります」という〈します性〉、「温まらねば」という〈せねば性〉が生まれ、「冷えている」から「温まりたい」

へのバイパスが生まれた。つまり私にとっての「温まりたい」という〈したい性〉は、まだ生まれたてのほやほやなのである。

このように、〈したい性〉によって行動の選択をしていくのではなく、まず〈します性〉として意志をまとめあげ、それにしたがって行動することで、苦痛な身体感覚や心理感覚が緩和するという経験を繰り返していると、やがて徐々に〈したい性〉が明確化することがある。ただし、そのようにして導入された〈します性〉というのはしばしば、「面倒くさい」「時間がない」と思いながら一日に三回湯船につかることになるなど、煩雑で、融通の利かないものになりがちであり、決して一筋縄で解決するものではない。

ちなみに当時五歳の息子はその冬、「寒くない！　だからジャンパーは着ない！　でも手は痛いから手袋はする」と言ってのけたので、「うわァ！　私とおんなじだあ！」と驚かされた。

5 風邪かな、うつかな、疲れかな

疲れていないのに疲れている

体が重い。体中の筋肉がやんわりと痛い。水の中で引きずっているみたいに足が重い。歩くと一歩一歩、足から地面にめり込んでいく気がする。まるで砂の中を歩くようだ。ゾクゾクと寒い。でもほてる。目がじわっと熱く潤む気がするのに、やたら乾く感じもして、目をあけるのがつらいからつぶっていたい。頭がボーッとする。とにかく眠い。食欲はなく、ずっとおなかが膨らんでいっぱいな気がする。でも吐き気もする。だんだん頭も痛い気がしてくる。今日こそ熱があるだろうと思うのに毎回熱はなし。鼻がぐしゅぐしゅしてくる……。これは、原因不明で長年私を悩ませ、自尊心を低下させてきた重大な身体感覚である［★4］。

これらの感覚に対して、小さいときは「風邪かも」「きのう、運動しすぎたかも」という推察を当てはめていたのだが、やがて「神経質なのかも」「勉強のしすぎかも」「生理前かも」という選択肢が増え、さらに年とともに調べていくうちに症状に該当する概念が増えていき、「低血圧症かも」「アレルギーかも」「うつかも」と、推察はひとつに絞り込まれるどころか、むしろ増殖していった。

★4──二〇〇六年五月、この状態で「自称、霊の見える人」に会ったときに、「ちょっと！　魂半分出てるけど！　体からずれてるよ！」と言われた。なるほど、たしかにこういうときはいつも意識が体の左肩から抜け出し、左上方に離れてしまっている感じがしており、そのせいで体に指令が行き届かず、うまく動かせないと感じている。よって、そう指摘されたときには「ふうん。〝見える人〟にはそんなふうに見えるんだ。私の感覚と一致しているなぁ」などと妙に感心した。

このような身体感覚は小学校低学年のころから始まり、ピークは中高時代。大学から社会人にかけてはあきらめとともにこれらの症状とのつきあい方に慣れていき、多忙な乳幼児期の子育てが一段落した今も続いている。

結局、「よくわからないが、自分はひ弱で虚弱で極度に疲れやすい人なのかも」と自分の体質を受け入れることで、これまで「一見他の人と何も変わらないようなのに、いろんなことが人並みにできない自分」の存在を納得させてこなければならなかった。

「どんなことの後にそうなってしまうのか」という「傾向」だけは、高校生くらいにもなるとだんだん経験的に判明してきていた。とにかく人と一緒に過ごすと、その後に具合が悪くなる。皆と一緒のつもりで同じペースで最後までつきあっていると、この症状がやってきて、帰宅してからつらさと苦しさで泣きたい気分でいっぱいになり、寝込むことになるので、他の人たちよりも一足早く切り上げなければならない。

とはいえ、どんなに症状がひどくても、学校や旅行など、行かなければいけないその場に行くと症状が一時的に消えるから、「怠けているだけなのかも。気の持ちようなのかも」と思わされ、這っていくような気持ちでがんばって出かけざるをえなかった。それに「後で寝込んでしまうから」と警戒し、手控えていては何もできなくなってしまうため、具合が悪くなるのを承知で学校に通い、稽古事や活動にも参加していた。

結局、「家にいるときは寝込んでいるのに、外では〝普通のフリ〟をしている自分」という自己像をもつようになり、それが「いったい私は何者なのだろう……」という問いを投げかけ、私を不安にさせた。

　自分ではいまだにわからないままのこの症状に、仮にここでは「疲れている」という〈身体の自己紹介〉を用いて話を続けることにしよう。

　この「疲れている」という身体の自己紹介がまとめあがりにくい理由は、これまで述べてきたような「身体感覚の絞り込みとまとめあげがゆっくりである」という自閉の特徴のためだけではないかもしれない。というのも当事者研究を経た今となれば、私は、食事などの基本的な行為についての行動決定や何気ない社交的な会話といった、多くの人たちがなんてことなくこなしてしまう日常に、自分が多大な労力を要していることを知っている。しかし当時は、周囲の人と自分を比較して見る限り、私は疲れるはずがない「普通」とされている行為しかしていないのに、身体からは「疲れている」らしい感覚が情報として送られてきた。そのズレによって、「疲れている」という「身体の自己紹介」が余計にまとめあがりにくくなっていた可能性も考えられるのである。

　このように自分が疲れているかどうかの判断を保留して、「普通」に合わせるために無理を重ねてしまう態度は、外側からは見えにくい（したがって自分からも見えにくい）障害をもっている人たちに、共通してみられる傾向のようだ。

「行動をやめる」という行動のむずかしさ

　「疲れている」という身体の自己紹介によってまとめあがる〈したい性〉のひとつは、おそらく「休みたい」であろう。しかし「疲れている」という身体の自己紹介がまとめあがりにくい私の場合、「行動をやめて休みたい」という〈したい性〉がまとめあがりにくい。

たとえば、今日は調子がいいからと部屋の片づけを始めたとする。最初のうちは順調に進むが、そのうち徐々に頭が動かなくなり、体も重たくなり、吐きそうになってくる。おそらく疲れはじめているのだろう。しかし疲れが進むほど、散らかった部屋の物たちは「私をあっちにしまってね」「私とあれをまとめてね」と言うかのごとく、次から次へと目に飛び込んでくるのである［★5］。

私は、このようなモノの命令を受け取りやすく、それらは、私の「片づけます」という〈します性〉のスイッチをONにしつづける。しかも「疲れている」という身体の自己紹介がまとめあがりにくいため、「休む」という行動になかなか結びつけることができない。まるで「止まれ」というブレーキが壊れたかのようだ。このような状況は、なぜ休めないかという自己分析を終えた今でも、変わることなく続いている。

ただ、自己分析後の自分に改善といえる変化が多少あるとすれば、このような知識を周囲の人たちと共有し、また私自身も状況を自覚して、「片づけがやめられない」と訴えることができるようになったことがあげられるだろう。そのおかげで、「じゃ、お茶入れるから！」「休憩してご飯にしましょう」とアシストしてもらえるようになった。これにはとても助かっている。

身体感覚を細かく大量に感じ取り、行動の選択肢もたくさん出現する私は、〈身体の自己紹介〉〈したい性〉〈具体的な行動〉をまとめあげるまでに何度も生じる「選ぶ」という段階で、一般的な場合よりもたくさんの選択肢がある。そのために、そのなかから絞り込むのに時間がかかりフリーズしている。

この状態は、自分の感覚も含め、自閉圏の仲間の話を聞いたり、本を読んだりしても顕著であることがわかる。

しかし、感覚は身体内部から発せられるものだけではない。五感を通して常時、多くの刺激が、身体外部から入り込みつづけている。2章では、これら「身体外部からの刺激を受け取る感覚」について述べよう。

◆

さて、今、原稿を書いている私にはさっきからずっと「おなかがすいているかもしれない」という、ほぼまとめあがった身体感覚情報が送られつづけている。おなかのへっこみ具合は卵大にまで成長している。このようなときには、胃が縮み、嚥下を促すようなのどの動きを感じるのだ。口の中は変な味だし、唾液も出る。胃に何か塊があるような感じがして、物を食べれば、その塊が流れて楽になるかもしれないという気がする。

でも今はまだ午前一一時一五分。九時半すぎに子どもと一緒におやつを食べたし、ほんとにおなかがすいているのかどうかはわからない。だいたい、もしこの感覚が「おなかがすいた」のサインだとしたら、食べた直後以外は、微弱ながらこの感覚はいつも自分にあるものなので、常時食べていなければな

★5——人はだれしも、多くのモノやヒトに囲まれて暮らしている。モノやヒトというのは、黙って何もかかわっていないように見えても、「ああしろ、こうしろ」という命令を下してくる。心理学者ギブソンは、こういった、モノが発している「人の行動を可能にする情報の束」を「アフォーダンス」と呼んだ（詳細は2章）。

らないことになる。

もしかしたらおなかがすいているのではなく、ストレスからくるサインなのかもしれない。そういや食べたいものは食事ではなく甘いものだ。ストレスがかかっているときは甘いものがほしくなるって聞いたことがあるからな。たしかにこの一週間は、おなかがすいているかどうかにかかわらず、頻繁に「甘いもの食べたい！」という〈したい性〉が出てくる。あ、でもそういや、生理前にも甘いものって欲しくなるんだった。

う〜ん、私はほんとうにおなかがすいているのかな。わからないからやめておこう。あと四五分経ったら昼ごはんにすればいいだけのことだ。

2章 外界の声を聞く

世界との接触

小学校五〜六年生ごろのある晴れた日曜日、東京は池袋のサンシャイン通りに差しかかる交差点で突然、私は無数の看板たちに「襲われた」。

車両二台がぎりぎりすれ違えるくらいの車道も、その両脇にある歩道も、満員電車のように人でいっぱいである。通りの両脇にそびえ立ち並ぶビルからは、大量の看板が通りに向かって突き出していて、赤青黄白とカラフルにひしめき合っている。

それらがいきなり、みるみる大きくなって、次々に私に覆いかぶさるように迫ってきたのである。しかも、おなかに書いてある「英会話」「ハンバーガー○○」「お好み焼・たこ焼」「＊＊マート」「○△□旅行代理店」「ゲーセン」「献血ルーム」「現在上映中」「××珈琲」「□□銀行」という文字を読み上げながら。

私は手で耳をふさぎ、目を閉じた。目も耳もうるさかった。足元はぐらつき、平衡感覚を失う。その状態で歩きつづけたのか、立ち止まったのか、しゃがみこんだのかは記憶にない。

なんだろう、この感覚は。勉強のしすぎで疲れているのかな。テレビドラマでこんな映像を見たことがあるから、疲れるとだれでもなるのかな。それとも私はこのまま、人に「空想だ」と一蹴される世界から出ることなく、人とはつながれない世界に本格的に参入していくのかな。

これまでも、うすうす「変だな」と思ってはいたが、いったい私は何者なのだろう……。そこには、外界からの感覚に圧倒され脅かされている自分と、自身を冷静に俯瞰でとらえている自分がいた。

その後、この「看板が襲う現象」は当たり前のこととなり、私は看板とはなるべく「目を合わさないように」繁華街を歩くことで、身を守るようになった。目線を正面から足元までに狭め、上方および左右の視野を遮断することで、大量の情報をインプットせずに済むからである……。

1章では、体の内部で生じる身体感覚と心理感覚が、いずれも潜在化されずに等価かつ大量に感受されるので、それらを絞り込み、ひとつの身体の自己紹介や具体的行動にまとめあげるのがゆっくりであることを説明した。

この2章では、体の外部で生じる刺激も潜在化されず、等価かつ大量に感受しているという状況を語る。そして、「それらが何であるか」を把握する〈モノの自己紹介〉や、その刺激に対してどう行動を選択すればよいのかをまとめあげるのも、同じようにゆっくりであることを述べていく。

1 感覚飽和とは何か

大量に刺激が感受されすぎて、たくさんの感覚で頭が埋め尽くされている状態を、私は「感覚飽和」と呼んでいる。これは私をとても疲れさせるもので、この感覚飽和に陥って情報処理が追いつかないときに、いわゆる「フリーズ」や「パニック」が引き起こされている。

感覚飽和は「一つひとつは比較的小さい刺激だが、数がたくさん」であるために起きることもあれば、「刺激はひとつだが、ものすごく大きい」ために起きることもある。またまれに、「大きい刺激がたくさん」という恐ろしいことも起こる。いずれにしろ、刺激による感覚が許容量を超えて、情報処理ができなくなるのが感覚飽和である。

1章で述べた身体内部からの感覚であれ、この章で述べる身体外部の刺激によって引き起こされる感覚であれ、この感覚飽和は生じる。

ただし私の場合、身体内部の感覚の変化は基本的にゆっくりである。よって、繰り返される日々の生活のなかであれば、ゆっくりと変化する小さくて数の多い感覚にとらわれて「この感覚はどういう意味だろう」とあれこれ考え、「フリーズ（固まって滞る感じ）」を起こすことはあっても、判断の緊急性を要する刺激が突然立ち上がることで「パニック（呼吸が乱れて苦しむ感じ）」を起こすことは少ない。パニックを起こすほどの身体内部からの刺激というのは、ときどきやってくる未経験の痛みくらいであろうか。

たとえば、私は第一子の出産時にひどいパニックになった。はじめてでどう対処していいのか判断できない身体内部の刺激が、次々と息つく間もなく何種類も、しかも刺激の一つひとつがものすごい大きさで襲ってきた。「大きい刺激が一度にたくさん」やってくる感覚飽和の恐怖に圧倒された、まさに生命にかかわる緊急事態であった。

私は陣痛の波になぶられるがままになってしまい、呼吸もいきみも不可能となり、自力で産むことができず、結局、吸引分娩となった。これは純粋に身体内部の感覚だけが飽和してパニックになった、わかりやすい例といえるかもしれない。

一方、身体外部からの刺激の場合、予期せぬタイミングで突然、さばききれない大量の情報が一度に飛び込んでくるのが普通である。私はそこに恐怖心を覚え、次々に判断や情報処理を迫られて焦り、よくパニックを起こす。その様子を述べていこう。

2 「身体外部の刺激」が飽和する

視覚飽和を例に

「一次情報」にさらされる身体

外界からはつねに大量の情報が入ってくる。そこから必要な情報を絞り込んだり、いくつかの情報をカテゴリーとしてまとめあげたりすることで、人は混乱せずに過ごすことができる。このような情報の絞り込みやまとめあげ以前の、いわば「一次情報」のことを、ここでは〈刺激〉と呼ぶことにする。

体の外部で生じる刺激を受け取る感覚の代表例としては、視覚、聴覚、嗅覚、味覚、触覚、温痛覚、圧覚などがあげられるが、私も他の自閉圏の人びとと同様、刺激を受け取る感覚の細かさに助けられる部分もあれば、わずらわされて日常生活を困難にさせられている部分もある。以下、ざっといくつか例をあげてみる。

①嗅覚

「この部屋でおでん食べていたでしょ」「マンガ喫茶行ってきたんだね」と相手の素行を指摘できるのはいうまでもない。

私は小さいときから「AさんとCさんは同じ匂い」「BさんとDさんとEさんは同じ匂い」と記憶のなかでグループ分けしていた。だれにも「うん、そうだよね」と言ってもらえないので、理由がわからなかったのだが、最近、それは服に残っている洗剤の香料の匂いだと判明した（服についたタバコの匂いでグルーピングすることもある）。

少量の洗剤の香料の違いがわかるということは、本物の香水は私にとって破壊的な強度をもっているということで、うっかり試供品の香水を手にとって嗅ごうものなら「鼻から匂いがはがれない！」と三日間苦しみ、わめきつづけることになる。家族のなかでは「犬の鼻」との異名をとる。

②味覚

細かい味の差がわかるので、食べたことのある味の再現、水・野菜・肉・魚など食材の良し悪しの違いを感じ取ること、細かい味付けのさじ加減などは得意である。ただ残念なことにあまり食に興味がないので、本領発揮というほどには能力が生かされていないと思う。

③触覚

あまりにもありすぎるので服の例に限定すると、自閉圏の例としてよくあげられる「首にタグが触れるのがちくちくして耐えられない」という感覚は、だれでも当たり前のことだと思っていた。

服は木綿一〇〇％でないと耐えられない（正確には最近、木綿九五％でもＯＫな服があった）。すすぎが足りず、洗剤がきちんと落ちていない服は触れると痛い。

④温痛覚

寒い屋外から暖房のきいた室内や店内に入り、他の人が「あったか〜い」とほんわりしている程度のとき、私だけ突然の温度差に、体が「さっきまで寒いモードに体を設定していたのに、急に暖かいモードには切り替われないよ！」と悲鳴をあげることになる。体温調整ができず、急激に体の中に熱がこもり、顔がほてり、頭がボーッとして、くらくらと立ちくらみが起き、「ここ、暑すぎる」と耐えられなくなってしまう。

逆に真夏の猛暑でも、外を歩いているあいだは暑さがよくわからず、涼しい顔をして歩いていたのに、電車に乗ってクーラーの冷風を浴びた瞬間に、体をどう調整していいのかわからなくなり、一気にパニックになることがある。自分の体はどうなってしまうのだろうという不安からくる恐怖心を感じ、それによって外部の刺激の情報処理能力が落ち、追いつかなくなるため、ますます不安が増す。

このように外部と自分の身体との温度差に対してだと、私は過剰なほどに反応する。1章では身体内部の感覚として「自分が冷えている」かどうかをまとめあげるのがゆっくりである話をしたが、おそらく「自分が冷えている」という身体の自己紹介は、細かなバラバラの身体感覚がいくつか集まってできるのに対して、外部と自分の身体との温度差は、皮膚感覚からだけでわかる、まとめあげ以前の単一な外部感覚なのだろう。

⑤圧覚

低気圧がくると体も頭も重くなり、思考力が落ちて、歩くのもやっとになる。乗り物酔いは当たり前。飛行機では特に乗っているあいだ中、細かく機内の気圧が変わるので体の調整が追いつかず、沖縄や北海道までの二時間の旅で、「もう許してください」と乞いたくなるぐらい完全に飛行機酔いでぐらぐらになってしまう。当然、海外への長旅に出かけようとは思えない。

気を大量に発することができる人の近くにいると、ぐらぐらして平衡感覚が狂うという経験もある。

このように、身体内部からの情報だけでなく、外部の情報を感受する際にも、細かくて大量の刺激を感受していることがわかる。その外部の刺激による「感覚飽和→パニック」の流れを説明しやすい感覚が、主に「視覚」と「聴覚」だといえる。

では次に、その「視覚」と「聴覚」を比較しながら、私の身体には具体的にどのようなことが起きているのかをみていこう。

プールサイドを歩けない

五感のうち視覚と聴覚は特に、強くお互いを補いあう関係にあるのかもしれない。自閉圏では、外界の状況を判断するときに、主に視覚情報を手がかりにする人と、聴覚情報を手がかりにする人を大雑把に分類する言葉として「視覚優位」「聴覚優位」という言い方をしたりする。

私は聴覚優位を自認している。視力は裸眼で一・二〜一・五と「普通に」見えているはずだが、視覚から空間やイメージといった情報を把握することにおいては、ある意味、普通以下の部分もあるといえる。視覚優位の人の話によると、物の一面だけを見てもあらゆる角度から立体的にイメージすることができ、「下から見たらこんな感じになる」なんてこともわかるらしい。私にはとても考えられない世界なので、超能力者だろうかと驚嘆する。

一方、私は音で周囲を見ているといっていいくらいに聴覚であらゆる情報をとりつづけている。「エコーロケーション」というそうだが、反響音を空間把握や自分の位置の確認の助けにも用いている。そのあり方は盲の人の聴覚の使い方に近いようである。

たとえば、屋外にある人気のない静かなプールサイドを歩いているときは、水によって音が吸収されて聞こえなくなることにより、プール側の位置が低く感じられる。そのせいで急斜面の崖に立っているときのように、体が水のほうへ傾いてそのまま落ちそうになるので、なるべく水際は歩かないようにしている。

小さいときからプールや海がこわかった理由は、急激な温度変化に耐えられず、恐怖心で呼吸困難になり、パニックが起きるためというのが第一なのだが、もうひとつには、自分の声が水に吸収されて、自分にも人にも届かなくなるため、自分が消えるように思われることがあげられる。「こんな状態では、もし溺れた場合、私は他の人からは見えず、遠くまで声も届かないから、ぜったいに自分は助けてもらえない」と四歳のころから確信しており、それは耐えがたい恐怖であった。

屋内プールの場合は、水中で音が消えるのとは逆に、わんわんと響く室内の反響音によって自分の位置や空間との関係が把握できず、自分がどこにいるのかわからなくなる。水の中や水面では音が吸収されて聞こえないことに恐怖心をもち、プールサイドでは反響音のなかで自分の居場所を確認する作業に気をとられ、身の危険を感じるなかでぴりぴりと神経質になるため、屋内プールも大嫌いである。

反響音でくらくらする現象は、風呂場や建物の吹き抜け部分などにおいても起きるので、苦手である。それに対して、学校の音楽室のように、壁に小さな丸い穴がたくさんあいた部屋だと、反響音のなさがちょうどいい。「たしかにここにいる」と自分の存在も実感でき、ものの輪郭がくっきりと見え、それらとの距離がはかりやすくなる。

聴覚優位のほかの例としては、絶対音感の訓練も弟妹に比べて素質があり、定着したことがあげられるかもしれない。

視覚が飽和するとき　無意味なものに占領される

視覚にせよ、聴覚にせよ、情報ははじめ、何を表しているのかわからない単なる強い刺激として入ってくる。その意味不明の刺激情報でいっぱいになってしまうのが、私にとっての「視覚飽和」である。視覚において情報が多すぎて処理できないと感じるとき、私は何が見えていえるのかを判断できなくなっている。影になっている黒い部分とそうでない部分のコントラストがより強く感じられ、色つきの陰影としてのみ飛び込んでくる。たとえていうなら図11のような感じだ。

図11　視覚飽和

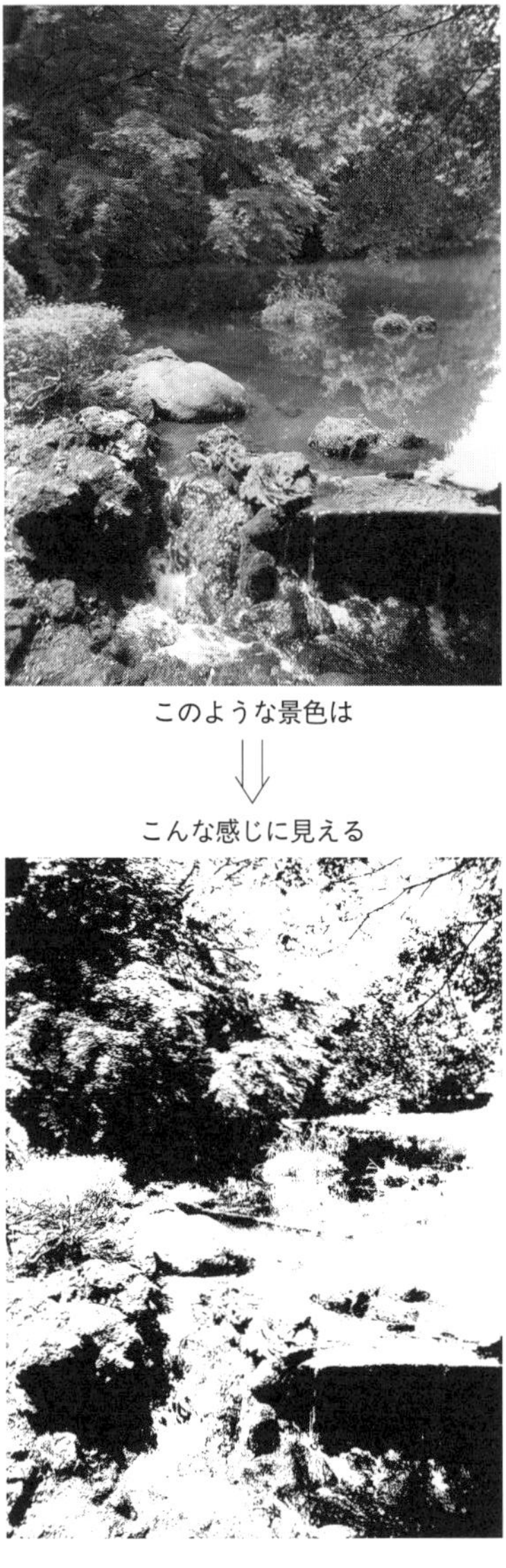

このような景色は

⇓

こんな感じに見える

さらにこんなときは、情報に対して眼球運動がついていけなくなっており、ものの一つひとつが何であるかを判別するのを余計にむずかしくしている。どこに焦点を合わせていいのかわからず、漠然とした世界になる。自分に何を訴えているのかが不明のものがたくさん、風景として目に飛び込んでくるようになり、それらが「わからない」情報のまま、たくさんの写真記憶として脳裏に焼きついていく。このように視覚飽和では、大量の〈刺激〉段階の情報を処理できなくて混乱し、気持ちが悪くなるのである。

ちなみに私には「識字障害(ディスレクシア)」があり、日本語はぎりぎり読めても、英語を読むことには多大な困難があるのだが、その理由も、これとまったく同様の現象が起こっていることにある。

疲れていたり、熱があったりなど、体調が最悪の状態だと〈刺激〉段階の情報がチクチクとした痛みとしてしか感じられないレベルに落ちる。目に飛び込む刺激が痛くて吐き気がし、目を開けていられなくなる。これは、冬のスキーゲレンデや夏の海辺で、まぶしくて目が開けられないのと似ている。

そういうとき、色は、色刺激としてたしかに見えているのだが、「色」として判断はできない。見えている色にどういう意味があるのかわからないまま、色つきの写真記憶として、ストックされる。

3 「モノの自己紹介」が飽和する
聴覚飽和を例に

リンゴが話しかけてくる

〈刺激〉段階の次に来るのは、身体外部からの刺激が意味のある形にまとめあがり、1章で身体が自己紹介したのと同様、モノが自己紹介をする段階である。自己紹介がまとめあがると、刺激はその鮮烈さを失い、身体感覚・心理感覚も弱まる傾向にある。

この段階では、モノと背景の区別がつき、そこにいるものたちが自分についての情報を語りかけてくる。「私、座ってるの」「ぎゅうぎゅう詰めだわ」「僕は角がとがっているよ」と、自分たちがどんな状態の何者であるかを自己紹介してくる。たとえば、リンゴを見たときに私のなかに浮かんでくるのは

名前はリンゴ　赤い　丸い　青森出身　サン富士　食べごろ　蜜入り　農薬

などである。つまりリンゴという刺激にまつわる私の記憶が引き出されるわけだ［★1］。必要であればその自己紹介にこたえて、モノを触れたりなでたりしながら相手が何者かを確認することもあるが、たいがいは疲れるので、そのようなモノの自己紹介を聞く回路はオフにしている。たまに、「ふうん、そうなんだね」と彼らの声をただ聞くこともある、という程度である。

聴覚が飽和するとき　意味あるもので埋めつくされる

聴覚飽和とは、この〈モノの自己紹介〉の段階で情報があふれかえる状態を指す。エアコンの音、パ

ソコンを打つ音、ゴキブリが歩いた音、電車だ、救急車だ、テレビだ、○○さんの声、バイクだ……などなど、聞こえてくる一つひとつの音すべてに対し、次々に頭が何の音なのかという答えを高速ではじき出していく。〝意味のわかる音〟によって頭の中を埋め尽くされることで、平衡感覚が崩れ、くらくらとめまいが起きる。

また、小さい音まで聞き取れるぶん、大きな音への耐性が低いようで、救急車が目の前を通ったり、工事現場、電車のガード下などではかなりこわい思いをしている。さらに、たくさんの音情報が一度に入ってきてしまい、ひとつの音に絞り込めないという症状ももっているので、にぎやかな居酒屋で人と話す、という状況だと相手の声が聞き取れず、とても集中力を要し、私を疲れさせている。ほかにも、BGMが流れている本屋さんでは立ち読みできないし、ざわついたファミレスでは会話ができない。

このように聴覚飽和がひどいときには、音が大きくたくさん聞こえすぎるため、それ以上聴覚刺激を入れないようにやむをえず耳栓をするが、比較的飽和が少ないときには、耳栓をするとむしろ外界の把握が不確かになり、平衡感覚も視覚もあやふやになってこわくて歩けなくなってしまう。イヤホンで音楽を聴きながら歩くなどは、もってのほかである。

視覚飽和のときと同様、疲労は、よりいっそう絞り込みやまとめあげをゆっくりにするため、聴覚飽和をひどくさせる。私の場合、聴覚情報は視覚情報と比べて〈モノの自己紹介〉まではまとめあがりや

★1——ここで引き出される記憶は、L・R・スクワイアーの記憶分類でいうところの、「陳述記憶」といえるだろう。

すいのだが、疲れてしまうと〈モノの自己紹介〉以前の〈刺激〉の段階にまでレベルが落ちる。すると何の音かわからず、たくさんの種類の音が大音量で等価に飛び込んでくるようになる。さらに最悪の状態になると、視覚飽和が進んだときと同様に聴覚情報も、刺激がチクチクとした痛みとしてしか感じられないレベルに落ちる。カタカタというパソコンを打つ小さい音であろうとも、音がビンビンと耳に刺さって痛い、という状態になる。

以上のように、視覚情報も聴覚情報も「まとめあげがゆっくりであり、感覚飽和によってパニックが生じる」という意味では同じなのだが、〈刺激〉段階で生じやすい視覚飽和は「わからないものでいっぱい」になり、〈モノの自己紹介〉段階で生じやすい聴覚飽和は「わかるものでいっぱい」になるという点で、大きく異なっているのである。

4 「アフォーダンス」が飽和する

こんなふうにして、外界のあらゆる事物は私たちに、自分が何者かを「自己紹介」してくる。また同時にモノは、「食べる?・」「投げる?・」「歩く?・」など、私の行動選択を促すような自己主張もしてくる。このような、モノが人に対して行動を促す様子を生態心理学の専門用語で〈アフォーダンス〉というそうである［★2］。

モノにあふれた現代の日本では、多くの人がこのようなモノの誘いを受けて、次々に「ほしい」「食べたい」「買いたい」という〈したい性〉をまとめあげている。しかし、1章でも述べたように、私は細かくて大量の身体内外の情報の「需要と供給」のすりあわせが生じにくいため、〈したい性〉もまとまりにくい。

身体内部の情報とすりあわせができなかったときの「身体外部の情報＝モノのアフォーダンス」は、ただ大量にあふれかえる行動の選択肢としてだけインプットされていく。その結果、絞り込みがゆっくりでまとめあがらずに乱立した〈刺激〉〈モノの自己紹介〉〈アフォーダンス〉が頭の中にあふれていくため、頭がちがちになり、苦しくなって、パニックを起こすことになる［★3］。

★2――アフォーダンスによって引き出されるのは、意識的・無意識的に身体に刻まれている「手続き記憶」といえるかもしれない。

★3――その一方で私の場合、まれではあるが、モノが発するアフォーダンスが、もともとまとめあがりにくい〈したい性〉や、具体的な行動のまとめあがりを手助けしてくれることもある。たとえば、さっきまでまったく「おなかがすいた」感覚など立ち現れていなかったのに、「よかったら食べる？」と突如差し出されたおにぎりを見て、「あら、いただきます」と「食べたい」という〈したい性〉が急激にまとまったりする。このように、自己主張が穏やかだが明確で、タイミングもよく、まとめあげを手助けしてくれるアフォーダンスの現れ方もある。

5 声があふれる日常

買い物とウィンドーショッピング

たとえば買い物。買うというのは選ぶということである。スーパーでも、服屋でも、飲食店でも、雑貨屋でも、たくさんの「私を選んで♪」と訴えるモノたちのなかからひとつを選び取るというのは、私にとって苦痛をともなうたいへん困難なことである。

一つひとつの商品に対し、「素材は?・」「質の良し悪しは?・」「メーカーは?・」「底値は?・」「賞味期限は?・」「他店ではいくら?・」「国産?・」などの数々のチェック項目が立ち上がり、「それが何者なのか」を確認しながら選んでいかなければいけないので、私の買い物はひどくゆっくりである。しかし傍目にはゆっくりでも、私の頭の中には次々に、店頭にあふれかえる〈刺激〉〈モノの自己紹介〉〈アフォーダンス〉が乱立し、フリーズを起こしている。

そして一五分後には情報が飽和し、強烈な〈刺激〉の段階にまでレベルが落ち、「もう見るのも無理」と気持ちが悪くなる。その結果、イライラ、悲しみ、恥、怒り、などの気持ちが入り混じった状態で、「もう、今日はおしまいにしよっか！　お茶にする?・」と自分自身や同伴者に告げることになる(そして「いま来たばっかりじゃない！」と驚き半分、呆れ半分でツッコまれる)。

一方、ウィンドーショッピングの場合は「見てるだけ」でよく、選ぶ必要がない。基本的にモノをたくさん見ることは、あとで写真記憶(フラッシュバック→p.088)が襲ってくるため控えているのだが、そんな私でも唯一可能なギリギリのウィンドーショッピングが、デパ地下のスイーツめぐりである。

楽しむためには決して「選ばない＝買わない」ことが大事になってくる。ただ造形や美しさを楽しむことで眼福を味わい、なんとなく味を想像する。まとめあげをせかされず、のんびり目に飛び込むままに「あら、この色づかい、いいわね」「おいしそう。立体感があってステキ」とちょっとウキウキくらいの気持ちでいればよい。パラダイスである。

しかし、そのデパ地下で夕飯の買い物をしなければならなくなったとき、一転そこは自分にとって過酷な煽《あお》りの地獄となる。うっかり閉店三〇分前のデパ地下に足を踏み入れてしまうと、あちこちの品物に「20％OFF」「10％引き」「半額!!」という黄色いシールが貼られ、店員さんたちも四方八方から「閉店前の割引です！」と連呼する。

それら大量の情報が私のまとめあげを急かすため、あっという間に感覚飽和が起き、不安と不愉快さで「そんなふうに急かされたって決められないよっ！」と心の中で怒りながら、買わずに（買えずに）帰る羽目になる。そして帰宅後、何も食べるものがない状況を前にして、「買い物ができない自分」に落ち込むのである。

実践！　愚直にアフォーダンス♪

モノのなかには、何者かわからないモノや、どのように扱ってほしいかを語らず、佇《たたず》みつづけているモノもいる。

図12の写真は、長年（五年以上!?）、ただ風呂場に置かれたままで、ないものとして無視されつづけ、いったいどうされたいのかわからなくなってしまった洗顔フォーム二本に、「早く使い切って！」と語

図12　モノにセリフを書いてみた

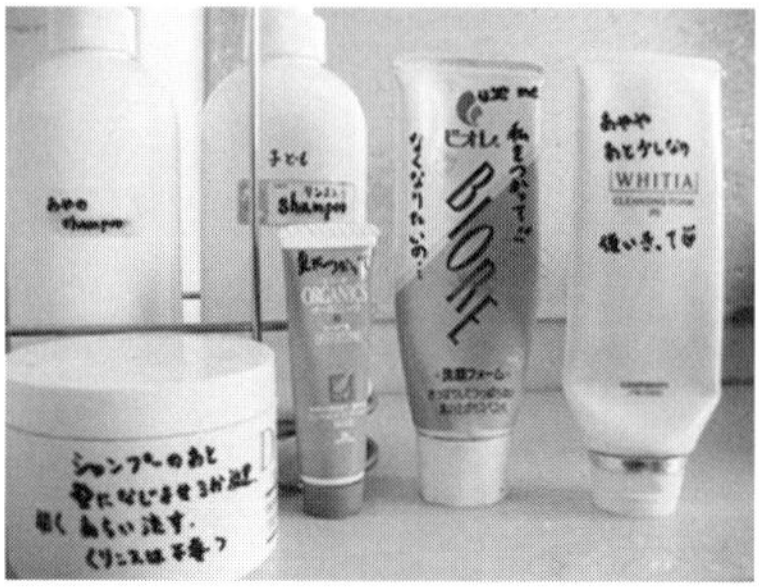

らせることにしたときのものである。

以前、シャンプーに「リンス入りshampoo子ども」「あやのshampoo」と名前をつけた(写真左奥)だけでも、「だれの」「何」なのかがいつもすぐわかるようになり、とても便利になったのでその応用編である。「use me」「あやや、あと少しなの　使いきって❤」「先につかって」「私をつかって!!　なくなりたいの……」と、モノにセリフを書いてみた。

自分は使い方をわかっているが、だれか他の人も使うかもしれないからと、トリートメントにも「シャンプーのあと髪になじませ三分放置　軽くあらい流す(リンスは不要)」と自己紹介させた。

「家族みんなにわかりやすいように」と思ってやってみたことだったが、やってみたら、だれよりも私がいちばんよくわかるようになった。モノが「自分は何者であるか」「どうされたいのか」をわかりやすく語ることで、こんなにも我が身にバリアフリーとなったため驚いた。

今後は、文字で書かなくても済むようなスマートな実践を目指したい。文字で説明されなくても、人に聞かなくても、モノが動線や使い方をわかりやすく誘導してくれるときは、明らかにモノが「あなたにこうしてほしい」と語りかけているように感じる。それはまさに建築やデザインの世界で応用される「アフォーダンス」そのものなのだろう。

6 感覚過敏・感覚鈍麻という言説の再検討

さて、自閉について語る専門家言説のなかでは「感覚過敏」「感覚鈍麻」という言葉がよく使われるが、その使われ方には規則性がなく、「どこに過敏や鈍麻が現れるかは人それぞれ違う」という認識でざっくりととらえられている。身体感覚については考慮に入れず、外側に表れ出てくる行動や表出だけに注目するから、刺激に対して「目に見える大きな反応をする感覚過敏」と「目に見える反応を示さない感覚鈍麻」という分類になる。しかしここまで述べた観点からこれらの言葉を見直すと、この分類はあまり本質をとらえたものではないように思う。

私の感覚だと、「感覚鈍麻」といわれている状態は、細かくて大量である身体内外の感覚が、なかなか意味や行動としてまとめあがらない様子のことを指しているのだと思う。たとえば、私自身は身体の空腹感や体温変化をまとめあげるのに時間がかかる。ほかにも尿意がまとめあがりにくいため時間で決めてトイレにいく人や、新陳代謝の感覚に関してまとめあがりにくく不衛生になりがちな人、生理の感覚がまとめあがらず、人に指摘されて恥ずかしい思いをする人などの経験談を、自閉圏当事者の集まりで聞いたことがある。

このようなときには目に見える行動や表出がなく、一見ボーッとしているように見えるため、「感覚鈍麻」とみなされるのであろうが、むしろ1章でも述べたように、細かくて大量な、あちらこちらからの身体感覚にとらわれている可能性が高い。一方「感覚過敏」といわれている状態は、多くの人が潜在化しがちな身体内外からの感覚を絞り込めず、そのまま拾ってしまい、それらをパニックなどのかたちで表出してしまう様子を指しているのだろう。たとえばエアータオルの音に耳を塞いで逃げ出したり、街中のたくさんの看板に怯えたりすることなどが、これに当たると思われる。

とはいえ、感覚過敏と感覚鈍麻のあいだには、それほど本質的な違いはない。どちらも「身体内外から細かくて大量の情報を感受し、それを絞り込み、まとめあげることがゆっくりであるために生じている」という一言で説明がつくのである。

ここまでをまとめると、図13のようになる。

身体外部からの感覚情報は、まず、意味不明の〈刺激〉として入ってくる。この段階でもすでに、この刺激に反応して私の身体には変化が生じ、一定の「身体感覚・心理感覚」が生まれる。この〈刺激〉の段階では、背景と対象物の区別はつきにくい。

図13　絞り込みとまとめあげ

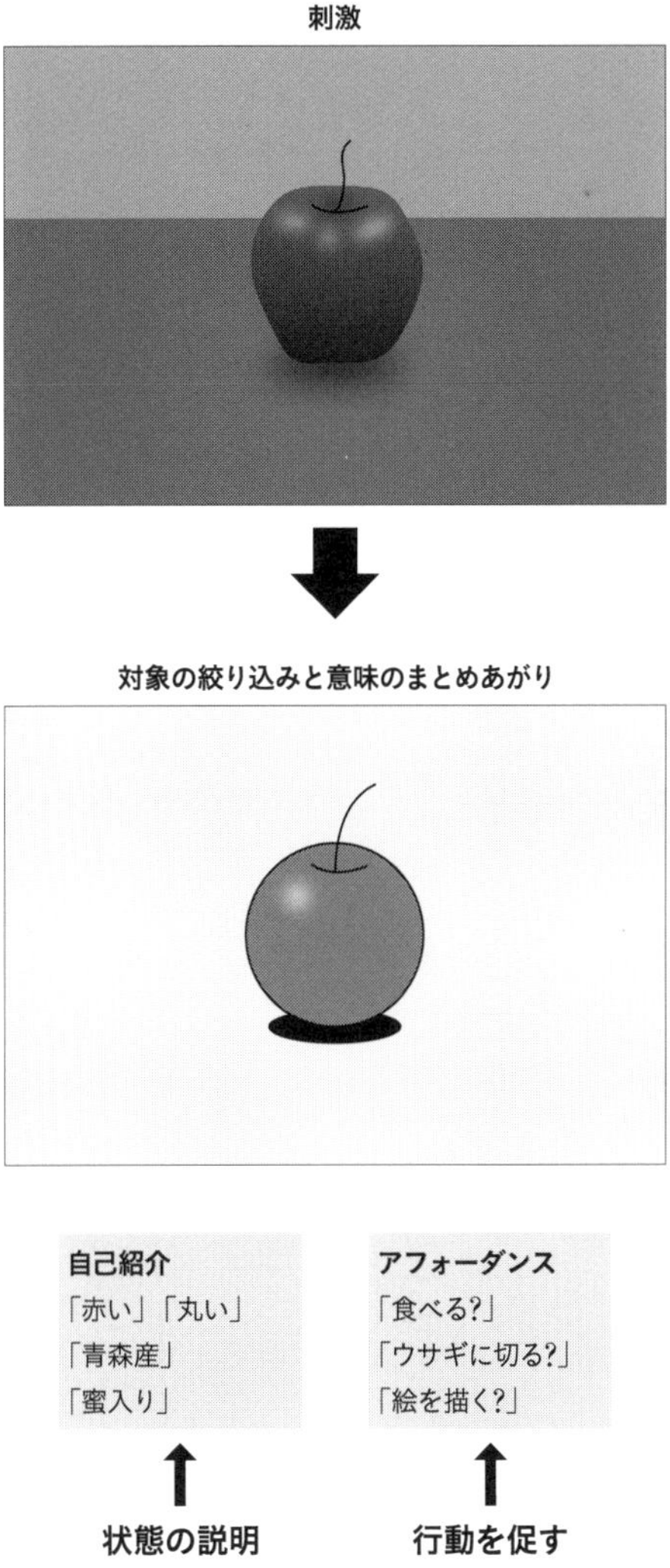

次に、刺激の一部が対象＝モノとして背景から絞り込まれる（対象の絞り込み）。そしてモノは、自分は何者であるかについての〈自己紹介〉と、自分によってどのような行為が可能になるかについての〈アフォーダンス〉をまとめあげる（意味のまとめあげ）。刺激からどのような意味（＝自己紹介＋アフォーダンス）をまとめあげるかは、人それぞれに経験を通して学習したパターンがあるが、先述したように私の場合は、いったんできあがった「意味のまとめあげパターン」がほどけやすく、刺激の段階にまで戻りやすい。

以上のように、外界は数多くの〈刺激〉〈モノの自己紹介〉〈アフォーダンス〉といった情報に満ちあふれている。それら大量の情報を、その時々の私の身体内部からの情報（☞1章）とすりあわせ、絞り込み、〈したい性〉や行動をまとめあげていかなければならない。しかし身体内外からの情報に対して、絞り込みやまとめあげがゆっくりである私は、すりあわせせずに乱立する感覚情報が飽和し、容易にフリーズやパニックに陥ってしまう日常を過ごしているのである。

1章とこの章で述べてきた当事者としての観点から、この本では「自閉」というものを、次のようにとらえることにする。

身体内外からの情報を絞り込み、意味や行動にまとめあげるのがゆっくりな状態。
また、一度できた意味や行動のまとめあげパターンも容易にほどけやすい。

◆

東京には、フジテレビのあるお台場などにつながる「ゆりかもめ」というモノレールがある。二年前の冬（二〇〇六年）、二階部分にあるゆりかもめの汐留駅コンコースから、地上階にある歩いて五分のＪＲ新橋駅へ乗り換えるために、エレベーターに乗った。地上階に着き、エレベーターを降りて数歩進んだ途端、私はぐらりとめまいがして、しゃがみこんだ。エレベーターの動きに耐え切れず、酔ってめまいを起こすことはよくあるのだが、しゃがみこむほどというのは数少ない。「今日はよっぽど具合が悪いのかな」と思って、しばらく休み、落ち着くまで待った。

一年後、再び同じコースをたどることになり、前回も一緒だった友人が、

「一年前、この後にあるエレベーターを降りたところで、あなた、めまい起こしてしゃがみこんだよねぇ」と話し出した。

「え、そうだっけ……。あ！　すっかり忘れていたのに思い出させないでよ！　暗示にかかってほんとにめまいを起こすかもしれないじゃない！」と私は怯えた。

エレベーターに乗って地上階に到着し、おそるおそる一歩二歩と進み、友人が「ほら、ちょうどこのあたりで、」と言ったのと、私が「うわっ！」と声をあげて両手で両耳を押さえたのは、ほぼ同時だった。やはりめまいが起きたのである。

「まただ！」「こわい！」「でもおかしい」「なんでだ!?」

友人と私は路面を調べた。ゴルフの芝目を見るようにしゃがみこんで首を傾け、目線を路面に合わせると、そのあたりがちょうど二〇センチくらいの間隔でゆらゆらと六山くらい、ゆるく波打っていることが判明した。

「あ！　なんだ。地面が歪んでる！」

そう認識したうえであらためてゆっくりそこを歩けばなんてことはない。路面のその部分には、普通の人ならやりすごしてしまえるような小さなうねりが、たしかに、ただ、在る、というだけのことだった。自己紹介なしの、形容しがたい〈刺激〉だったものに、〈モノの自己紹介〉が確定した瞬間である。

みなさんも子どものころ、遊びで目をつぶって階段をのぼった経験がないだろうか。もう一段あると思ったら階段が終わっていて、「この高さにあるはず」と思っておろした足がスカッと空を踏み、ガクッと体を崩す……。あれと同じことが私の場合、目を開けた日常生活で、しかも地面の微細なうねりにおいて、しょっちゅう起きているのである。

道でも床でも視覚的には「平らだ」と判断しており、足に対して「次の一歩も今と同じテンポで同じ高さに足をおろしなさい」と指令を下すのに、足の裏が地面についた途端に「否！ 指令と違います！テンポがさっきより一瞬速いです！ さっきのようには膝が伸びきりません！」「微妙に遅かったです！ 思ったところに床がありませんでした！ 体が傾きます。どうしましょう！」と緊急事態として大慌てで身体感覚が訴える。指令と実際の感覚が異なるため、平衡感覚がぐにゃりと狂い、めまいがして酔う。

「なんでほかの人は平気なのに、私にはこんなことがしょっちゅう起きるんだろう」「私って大げさなのかなあ」「〝不思議ちゃん〟ぶってるのかなあ」

ときどき、生まれたての仔馬みたいによろよろと、怯えつつ何かにしがみつきながら歩く自分は、いったい何者なんだろう……と、ここでもまた不安にさせられてきたのである。

3章

夢か現《うつつ》か

私は空想の世界にどっぷり浸った子どもだった。引っ込み思案でも照れ屋でも、どもるわけでも控え目なわけでもなく、ただ子どもの集団のなかでどのように過ごせばいいのかというルールがわからなかったために(今思えばルールが未発達で無秩序な世界こそが〝子どもの集団〟というものなのかもしれない)、幼稚園や小学校になじめなかった。その代わりに私は、空や月、植物や虫、人形やモノと話す世界や、本の世界でよく過ごしていた。

休日には家族でよく車に乗って出かけたのだが、車酔いには毎回閉口したものの、ぼんやりと窓の外を眺め、うつりゆく街の景色や道順を覚えたり、緑の木々と対話したりするのは気に入っていた。

頭の中で創り出す世界のなかでなら、私は、子どもの集団とも、植物とも、人形とも、お話の登場人物とも「うまく対話し、コミュニケーションできる人」になっていた。私にとってはそちらの世界のほうが自然で、自分のいるべきほんとうの世界だと感じていた。しかし、そのような「幼児期で終わるアニミズム」とされている世界は、いつまでたってもなくならず、中・高校生になっても大学生になっても続いた。このことも、「私には何か欠陥がある。どうやら私は〝大人〟になれない人間なのかもしれない。いったい私は何者なのだろう……」と焦らせ、生きる自信を失わせてきた。

現在も、私は集団のなかでの過ごし方がよくわからない。人々が楽しそうに話している様子は、水の中から、もしくはガラス越しに外の世界を見ているかのように、自分とは隔絶された世界だと感じる。話している言葉は聞こえるし、言語としての意味もわかるのだが、人々の楽しさが伝わらないし、真意が見えない。なぜ彼や彼女がそのように動き、そのような話し方で、そのような言葉を話すのか、といった人びとの「意図」の可能性をあまりにもたくさん推測してしまうために、ひとつに決めきれず、「読めない」のである。

このようにして「意図」とは切り離された「?」マーク付きの人びとの言葉、表情、動作などだけが、大量に私の記憶のなかにストックされていく。一人になったときや寝る前にその記憶がどっと噴き出してくるので、私はうなされ、「なんで私にはこんなしんどいことが起きるのだろう。私には何が起きているのだろう。いったい私は何者なのだろう……」と、また自信をなくしていくのである。

本章では、このような夢とも現《うつつ》ともつかないような体験が、しばしば私の日常に侵入してくる状況について述べる。なぜそのようなことが起こるのか、という問いについても、1章と2章で述べた自閉の特徴によって説明を試みる。

1 夢侵入

これまでの章で見たように、私の場合、体の内側から来る感覚であれ(☞1章)、外側から来る感覚であれ(☞2章)、絞り込みやまとめあげなしに入ってくる感覚は、そのまま次々に記憶にストックされて感覚飽和になる。整理されないままかさばりつづける情報記憶によって頭の中が埋め尽くされるとき、それらを絞り込み、まとめあげて記憶容量を減らさなくては身動きがとれなくなる。そして飽和した記憶は、私の意志とは関係なく、ときおり、堰を切ったように再生される。

このような現象を「夢侵入」ということばで総称し、その体験について詳しく述べていくことにする[★1]。

私たちが「夢見がち」な理由

「夢侵入」とは、簡単にいえば「起きているにもかかわらず滑り込んでくる夢の状態」ということである。特に疲れたり眠たくなったりしてくると、このような状態に置かれることが多い。

今なお、夢がもつ機能については科学的な合意が得られていないようだが、ひとつの説として、夢にはこのような記憶の絞り込みやまとめあげ、すなわち記憶の整理をする役割があるとされている。だとするならば、感覚が飽和しやすく、記憶の整理が必要な自閉圏の私たちは、「夢に対する量的なニーズが多く、夢侵入を起こしやすい」といえるかもしれない［★2］。

専門家言説のなかでも自閉症は、ファンタジーの世界に生きる傾向があるとされているが、それはここで述べたように感覚飽和と関係しているのではないかと思う。たとえばテンプル・グランディンは次のように述べている。

一人にしておかれると、私は宙を見つめ、催眠術にかかったような状態を見せた。海岸では、何時間でも指の間からさらさらと落ちる砂に見入り、流れ落ちる砂の一粒一粒を観察した。砂粒はそれぞれ違っていた。私はまるで顕微鏡で砂粒を分析する科学者のようであった。その形や凸凹に見とれていると、しだいに瞑想状態に入り、周囲の景色や騒音から遮断されてしまうのであった。

（『自閉症の才能開発』学習研究社、五二頁）

自分はいったい何者なのだろう……

こういった夢のような状態が、自分の意志と関係なくときおり侵入してくる日々を送っていると、「今感じていることは、たしかに存在していることだ」という現実感を喪失しやすくなる。また、記憶の時間軸もあやふやになりやすい。そのため、この夢侵入は私をつねに不安定にさせてきた。

「自分はいったい何者なのだろう」

「このような現象は自分だけなのだろうか、それともだれにとっても普通のことなのに、私だけがこの現象にとらわれているのだろうか」

「だとしたらなぜ、私だけ日常生活も学校生活もままならないほどに、この現象にとらわれてしまったのだろう」

……答えもなく逃げ場所もない閉塞感のなかで、私はもがきつづけてきたのである。

★1――覚醒から睡眠に至る変化については、脳波などによって便宜的に、「入眠期→ノンレム睡眠ステージⅠ→ノンレム睡眠ステージⅡ→ノンレム睡眠ステージⅢ→ノンレム睡眠ステージⅣ→レム睡眠」のように分類されている。
睡眠科学者のホブソンは、各睡眠ステージの意識状態はどのようなものか、について研究している。睡眠中は近時記憶が障害されているので、人びとは寝ているあいだの体験の大部分を忘れているが、実は夢の中では毎晩のように、多くの精神疾患的な意識状態を体験しているという。「体験していない」のではなく、「体験したが忘れている」だけかもしれないのだ。脳のある機能は覚醒状態にあり、別の機能は睡眠状態にある場合(寝入りばななど)、意識状態は夢と覚醒が入り交じった様相を呈する。その状態を「解離」と称することもあるが、本書ではより主観的体験にあった「夢侵入」ということばで表現することにする。
★2――夢は特に、手続き記憶(日々のエピソードや知識といった、既成事実として意識や言語のなかで再生しうるものではなく、自転車の乗り方や縄跳びの仕方、算数の解き方など、身体的行為や思考パターンのなかで再生しうる記憶のこと)の定着にとって重要であるといわれる。本書のことばでいえば、「行動のまとめあげパターン」の定着である。

2 夢への入り口

さて、夢侵入の始まりとしては、〈睡魔〉〈水フィルター〉〈エイエンモード〉の三つがあげられる。これらは、「夢の世界」への入り口である。いずれも、多かれ少なかれ意識が外界から離れるような感じをともない、体は重たくなるという共通点をもつ。これらのうち〈睡魔〉は、多くの人が経験する、眠たくなったときに意識が薄れていく状態だから説明の必要はないだろう。したがってここでは、〈水フィルター〉と〈エイエンモード〉の二つについて述べる。

水フィルター

これは、対人的なやりとりが追いつかなくなり、周囲からおいてけぼりをくらったと感じたときや、感覚飽和や行動のフリーズが起きたとき、ショックな出来事に触れたときなどに起きる現象である［★3］。

うぐぅ……とつらくなると、まず、三センチぐらいの厚さでぶよぶよしたビニール状のフィルターのようなものがサッと目の前を覆い、水中にいるかのように視界をぼやけさせる。このフィルターは単に視界を覆うだけではなく、同時に頭を重くぼんやりとさせる。ものがうまく考えられず、時間が止まるような感じだ。体が緊張で固まって縮こまる感じで、景色がすべて上から下へ一瞬白くなり、全面が白い内壁になっている六畳程度の冷たい部屋にいるような状態になる。

その直後に後頭部から意識がハンバーガー大の楕円体となって、後ろに引っ張られるようにしてしゅっと抜ける。それは結構なスピードで、イメージとしてはパン生地を引きちぎったときのような尾っぽのようなものがある気がする。意識が抜けると同時に、肩や背中に自力では支えられないようなドーンとした重みが乗ってくる。

抜けた意識の固まりはどこか遠くへ飛んでいってしまうのではなく、左肩の上あたりにとどまる。何かまた思考しようとする場合には、やはりしゅうっと意識が左肩から頭の中に戻る。そのときには頭がぐらりとしたり、めまいがしたりする。そして「ハッと我に返る」という言葉のとおり、はっきりとした輪郭をもった世界として、モノがまた、きちんと見えるようになる。

エイエンモード

これも私に大きな不安を与えている現象なのだが、道を歩いているとき、ノートに書きながら勉強しているとき、野菜を切っているとき、洗濯物をたたんでいるとき、ほうきで床を掃いているときなどに、私はふっと恐怖心に襲われる。

この際の状況の共通点は、ある作業を繰り返し続けていることだといえるだろう。そのようなときに

★3——強い情動が、夢侵入を引き起こしうることはよく知られている。ホブソンは、不測の事態によって起きる「驚愕反応」に注目している。人間は、自分を脅かす状況に出くわすと、身構え、眼球はきょろきょろとあたりを見渡し、鼓動が高鳴り、呼吸は速くなり、手足はじっとりと冷たくなる。このとき脳では、脳幹の橋という場所からＰＧＯ波という脳波が、周期的に発せられているという。たとえるならば、警告アラームといえよう。そしてこのＰＧＯ波には、レム睡眠を誘導する作用があるという。

は、足音、鉛筆がノートをカリカリと走る音、野菜を切るトントンという包丁の音、乾いた洗濯物の衣擦れ、ほうきが床を擦る音といった、作業によって生じる小さな音がだんだんと大きくなっていき、

「ひょっとしてもう二〜三時間たってしまっているのではないか」

「午前九時に始めたけどもうお昼かもしれない」

「この作業は数分前に始めたつもりだったけど、ほんとうはもう長年、ずうっと続けてきた作業だったかもしれない。しかもまだまだ終わらずに続いていく気がする」

「この作業が終わるころには昼から夕方になってしまっているかもしれない」

と不安になり、焦りが生じるのである。

この時間感覚を失った「永遠」「エンドレス」の恐怖心が生じているときは、作業を早く終わらせたいと思っているのに、体は水の中で動かそうとしているかのようにとても重く、ゆっくりとスローモーションでしか動かせないように感じるため、余計に焦りが増していく。しかし作業を終えて時計を見ると、一五分くらいしかたっておらず、また人からは、私が淡々と、あるいはテキパキと作業をしているように見えるらしく、私の苦悩感や恐怖心は表面化していないようである。

古典的な催眠術で五円玉を振り子にして繰り返し目の前で揺らしたように、もしかしたら私のこの現象も、繰り返しの作業によって夢侵入が生じ、催眠状態に陥っているということなのかもしれない。

3 夢の世界

以上の導入部分を経て、次にやってくるのが、夢の本格的な内実をもった世界である。

「夢侵入」においては、ストックされていた大量の記憶を再生することで、記憶の貯蔵庫から記憶を放出し、整理してしまい直しているという感覚がある。その様子は〈フラッシュバック〉〈ヒトリ反省会〉〈ヒトリタイワ〉〈オハナシ〉と、大きく四段階にわけられる。

これらをまとめると図14のようになる。

では一つひとつについて述べていこう。

図14　夢侵入の全体像

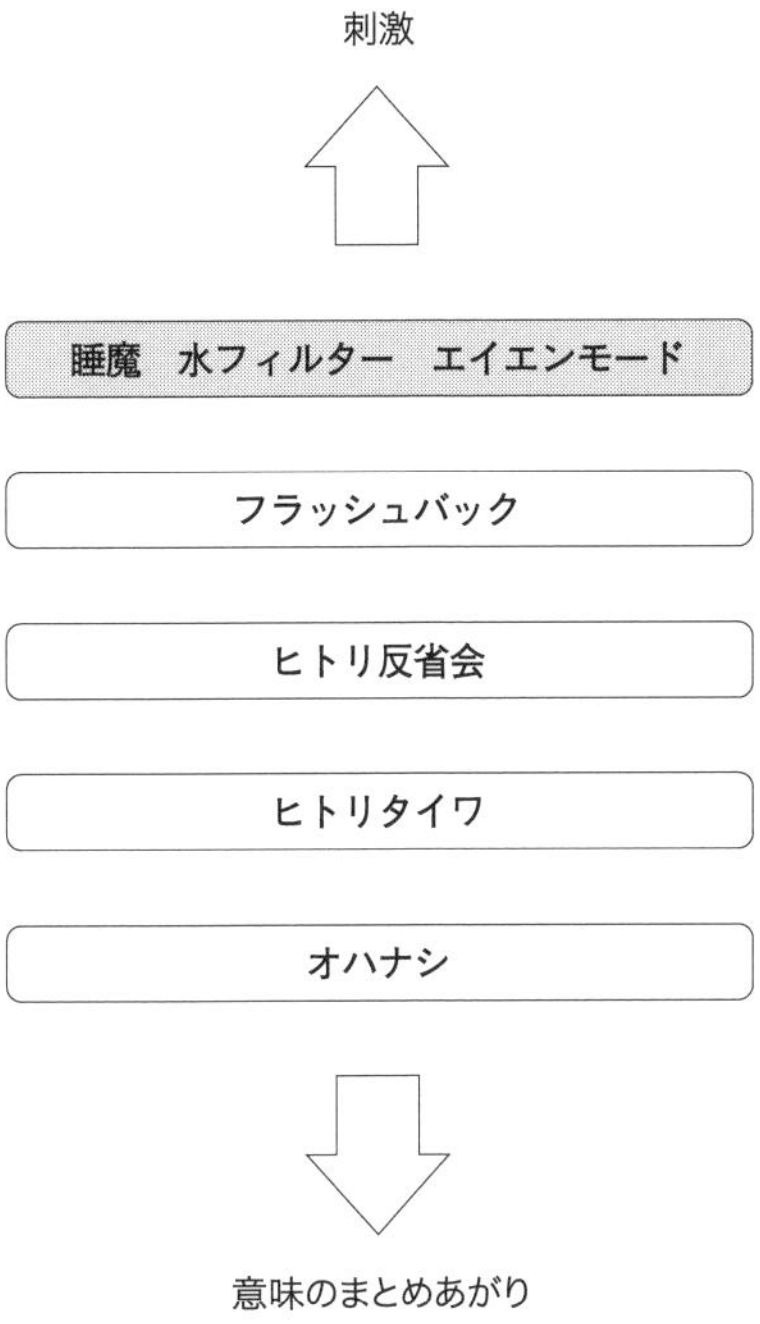

フラッシュバック

夢侵入の一つ目は、ヒトやモノの〈自己紹介〉を知る以前の〈刺激〉段階でストックされた記憶が、鮮明なままありありと再生される段階である。

旅行や散歩などで新しい環境を体験した日、たくさんの人や初対面の人に会った日、突然の出来事に見舞われた日、あれこれと忙しかった日。そんな一日の途中で疲れのあまり「ふうっ」と気を抜いた瞬間や、一日を終えた夜、眠りにつこうとする際、その日にインプットされたおびただしい数の視覚記憶が、スナップショットのように次々とランダムに再生されはじめる。たとえるなら、「大量に撮りためた写真を時間軸も項目もめちゃくちゃに紙封筒に詰め込んでいたところ、紙封筒が破けて底が抜けてしまい、写真がバラバラととめどなくあふれ出て脳裏に降り注ぐ」といった感じである。

2章でも述べたように、私の場合、聴覚情報に比べて視覚情報については、意味がまとめあがる以前の〈刺激〉段階で記憶されたものが多いため、絞り込まれていない鮮明な写真記憶として思い出される傾向にある。このような、必ずしもトラウマと結びついた記憶ではないが、情報処理しきれずに飽和してしまった鮮明な記憶が次々に再生される現象を、私は〈フラッシュバック〉と呼んでいる。

旅行で新しいところに行くというような、多くの見慣れない刺激に触れた際には特に、このようなフラッシュバックに見舞われることになる。車窓からの風景が一枚の写真のように、バンッとふいに再現されたり、お弁当を買った売店のおばちゃんの表情やおつりを渡すときの手つき、昼食をとった店の食卓にあった調味料の配置、天井にあった電灯の形まで、時間軸はバラバラでパッパッと映像が出現しつづけたりする。

新しい道を歩いている際は、角を曲がるごと、目印になるものがあるごとに、道中の景色に対して、あえて意識的にシャッターを押すこともある。それは、帰りに迷子になったら困るという不安や、もし次回に来たときには、撮っておいた写真を引っ張り出して照合し「もう知っているから大丈夫」と思って安心したいという思いからくるものである。しかし、警戒心から写真を撮りすぎてしまい、飽和して、それらの記憶もやはり安静時にフラッシュバックとなって襲ってくるのである。

また、人と会った後に具合が悪くなって寝込むときにもフラッシュバックが起きている。この「人と会った後のフラッシュバック」は、特に私を苦しめてきた現象のひとつである。一日の喧騒が終わり、落ち着いて休むころになると、次々と素早く切り替えて映し出されるスライドショーのように、その日に会話した人の表情が写真記憶としてパッパッと次々に頭の中に現れるのである。これも時間軸はバラバラだ［★4］。

フラッシュバックには、起きていたくないのにずっと起こされるという苦しみ、もう疲れて何も見たくないのに次々に見せられて痛みとして刺激を感じるという苦しみ、心の準備ができていない映像がランダムに現れてドキッとする怯えがすばやく絶え間なく続く苦しみ、その映像の一つひとつに「これは今日、電車を乗り換えるときにみた案内表示板」というように意味を確認していかねばならない苦し

★4——このフラッシュバックと同じかどうかはわからないが、ホブソンによると、多くの人は入眠期に、最近あった出来事をランダムに思い出す傾向があるという。思い出されるものは「船に乗っているときの揺れる感覚」など、断片的なものである。記憶を海馬へ転送する情報処理に対応しているという説もある。

み、をともなうものである。

自分でコントロールすることができず、次から次へとスナップショットが脳裏に吐き出される感じは、気分が悪くて嘔吐が止まらない感覚や、泣きすぎて嗚咽が止まらない感覚とよく似ている。

ヒトリ反省会

二つ目は、〈フラッシュバック〉として表れる〈刺激〉段階の記憶再生に対し、「あれはこういう意味だったのかな」と因果関係や文脈を地道に推察し、ヒトやモノからどのような〈自己紹介〉や〈アフォーダンス〉があるのかを判明させて意味を知ろうとする段階である。

人と会った後、ひとり静かな環境になった際に、自分の意志とは関係なく次々に浮かぶ写真記憶、すなわちフラッシュバックを眺めながら、私はひとり悶々と悩みつづける。

「あの人はあのとき、笑いながら『それはそうかもしれないけど』というセリフを言ったな。笑っていたから楽しそうだったけど、実は納得できない真意が別にあったのだろうか。『けど』の続きはなんだったんだろう。どういうつもりで言ったんだろう」

「私がこんなことを言ったとき、相手の眉毛が片方あがったな。あれはどういう意味だったんだろう。私が何か悪いことを言ったんだろうか」

「ああ、そうか。もしかしたら私の意に反して、私のセリフを曲解して、こんなふうに受け取ったのかもしれない。そんなつもりじゃなかったのに。今度会ったときにちゃんと釈明したいけど、むこうはたぶん忘れていて、次に会ったときにそんなことを話題にしたら、変な人と思われるだろうな。ああ、でもそんなつもりじゃなかったのに。どうしよう」

このような作業を、私は〈ヒトリ反省会〉と呼んでいる。このヒトリ反省会が次に述べる〈ヒトリタイワ〉と異なるのは、「他の二人の自分」も「もう一人の自分」も出てこず、本来の自分一人で反省会がおこなわれるところである。こういうときは、だれも私を速いスピードで煽ったりせず、ゆっくり一つひとつ、自分のペースでフリーズしながら考えられる。しかし結局のところ答えは出ないので、悶々とした苦しみからは解放されない。意味をひとつに確定して答えを出すためには疑問をもったその場ですぐに確認して、新たな追加情報を収集する必要がある。にもかかわらず、再生される時点では既にその場から離れていて、この確認作業をおこなうことができないので、結局「ヒトリ反省会」では「あーでもない、こーでもない」とさまざまな可能性が乱立するだけになり、ひとつの結論に至らないぐるぐるとした循環に陥ることになるのである［★5］。

どうやら一般的にもこのような作業はおこなわれているらしいが、話を聞いていると、「でも、ま、いっか！」で終わらせられるところが決定的に違う。自分も含め、自閉圏の仲間の話を聞いていると、「ま、いっか」なんてありえないことがわかる。「ああ、どうしよ〜」と、とことん悩んで、苦しんで、答えが見えず、解決もできず、傾向と対策もつくりだせないまま、気がついたら疲れて寝ていて、翌日起きて不安とともに日中を過ごし、また次の夜の反省会がやってくる。疲れがたまり、悩みを持ち越

★5——ホブソンがおこなった中途覚醒実験によると、ノンレム睡眠のステージⅢやⅣでは、明日の試験についてなど、現実世界での不安がモチーフになることが多いという。しかも、思考の空回り状態が特徴的だそうだ。ノンレム睡眠は記憶に残りにくいので、多くの人はこの体験を忘れている可能性がある。

し、うつになっていき、最終的に「ああ、私ってダメな人間だ」と落ちる。それがこの「ヒトリ反省会」の苦しいところだ。

ヒトリタイワ

三つ目は、状況が読めずにフリーズしがちな自分自身に代わって、状況の意味を説明するセリフが、対話形式で、自分の意志とは関係なく勝手に入り込んでくる段階である。これを、〈ヒトリタイワ〉と呼ぶことにする。

このヒトリタイワには以下の二種類がある。

①自分以外の「他の二人の自分」

ひとつは自分以外の「他の二人の自分」が対話しているのを聞いているだけ、というものである。

「ねえ、あの服ってかわいいと思わない？」
「え〜、あたし、もうちょっとフェミニンなほうがいい〜」
「この子って(私のこと)ほんとは着たいくせに着ないんだよね〜。着ればいいじゃん」
「臆病なんじゃないの？　もしくはジイシキカジョーみたいな！」

それは自分をはさんで天使と悪魔が両肩で話す、よくある構図に似ている。

なぜ「自分以外の自分」であると感じるかというと、このように本来の自分の口からは決して出てこない、煽りあうような速いテンポの若者口調で、自分の意識とは関係なく話が進むからである。とはいえそれらはたしかに自分自身がつくりだしている声だということも知っている。よって「自分以外」の

「自分」という言い方になる。

②自分と「もう一人の自分」

もうひとつのケースは、自分と「もう一人の自分」が一人二役で頭の中で対話するという状況である。これはだんだん「もう一人の自分」ばかりが一方的にどんどんまくし立てる感じになることが多い。

「ってことはつまりこういう意味じゃない?」「だったらさあ、こうすればいいってことよ! もうこれで決まり!!」というポジティブな発言にしろ、「あ〜あ。だからそうなるって言ったじゃん」「これがこうなってああなっちゃうんだよ?」「こっちにするべきだって言ったのに」というネガティブな発言にしろ、やはり、ことばを次々に重ね倒してスピードアップして煽るような話し方をしていく。耐えがたくなり「もう、うるさい! ストップ!」と自分が心の中で、ときには声に出してさえぎって、ハッと我に返るというもの。これは小学生のころ、インフルエンザで高熱にうなされているようなときにも、よく起きていた現象である。

重ねていうが、ヒトリタイワの際に出てくる、①の「二人の自分」や、②の「もう一人の自分」は、決して他のだれかによる現実の声ではないことを私は知っているし、それが自分の生み出している自分の声であることも自覚している。だから「ヒトリタイワ(一人対話)」なのである。ただ、自分の意志に関係なく「他の二人の自分」や「もう一人の自分」が話している、という感覚はあり、そこのところが「これはいったいどういう現象なのだろう」と不安にさせてきた点である。しかしこれが、起きながらの夢だとするならば、寝ているときの夢の中で、登場する人々が自動的に話すのと同じことが生じているにすぎないと納得することができる［★6］。

オハナシ

四つ目は、断片的な〈刺激〉段階の記憶を、まったく新たなストーリーにまとめ直して再生される段階である。これは、現実にあった文脈のなかで意味づけしようとするこれまでの三つと異なり、まったく新たな時間軸に編集しなおして記憶の意味をつくりあげている。このようなイメージやストーリーや思考が勝手に想起される「想像的・創造的な時間軸での意味のまとめあがり」を〈オハナシ〉とする［★7］。

漫画家や小説家の言説には、創作の際、登場人物が「こういう展開にしてくれ」と作者に要求してくるとか、勝手にセリフをしゃべりだすのでそれを文字にしていくといった話がよくあるが、オハナシはまさにそれと同じことであろう。記憶の断片を部品として、仮想のストーリーが展開されていくのである。

ただ私の場合、オハナシがあまりにも鮮明なため、ときどき「もしかしたらほんとうの記憶だったかもしれない」とわからなくなり、考え込み、不安になることがある。たとえば、「入所施設における知的障害者の性的虐待」の話を聞いた後、私は実際に施設に入所したこともないのに、「自分がかつて施設にいたとき、男性スタッフが部屋にやってきて、介助と称して私にしたあの行為も、じつは性的虐待だったのだろうか」と、それがまるで過去の記憶であるかのように、鮮明で具体的な映像が浮かび、猛烈に不安になったりするのである。それはちょうど夢から覚めた直後のようであり、それが真実だと信じ込むことはないが、しばらく自信がなくなる、という感覚と同じである。

ヒトリタイワとオハナシの違い

〈ヒトリタイワ〉と〈オハナシ〉では、どちらにおいても、自分とは異なった話し方や振る舞いのパターンをもつキャラクターが登場してくる。このキャラクターは次の4章でくわしく述べるように、どこかで他者やメディアから取り込んだものである。このキャラクターは、私の意志にかかわらず勝手にしゃべったり行動したりするという感覚がある。

ただ、ヒトリタイワでは、あくまでも現実の文脈に即したかたちでキャラクターが登場し、会話内容の進行を決定する権限も私にはないが、オハナシの場合は、現実から離れた文脈が創作されるほか、要所要所でストーリーの展開や詳細を私自身が操作可能であり、そのなかでキャラクターも私自身も振

★6——これは主に聴覚性の内容である。現実の声として聞こえるのではなく、みずからが生み出したものであるという認識があるのは、背外側前頭前野が起きているから可能なのかもしれない。
レム睡眠時の夢では普通、この背外側前頭前野が眠っているので、みずからが生み出したイメージを、現実に外在するものと感じる。しかしトレーニングによって、夢の中であっても、これは自分が生み出した夢だと認識しながら、ある程度内容を操作できるようになる場合がある。これを「明晰夢」という。明晰夢ではレム睡眠と違い、背外側前頭前野が起きているので、解離の一種だといえる。ヒトリタイワでは、これが自分の生み出したイメージだという認識はあるが、内容までは操作できない。

★7——オハナシは、目が開いており、ある程度外界とつながっている点を除いては、非常に明晰夢と近い。自慰行為などにおけるイメージは、多くの人が経験するオハナシといえるだろう。

舞うことになる。それはちょうどシミュレーションゲームのようであり、大切な分岐点でのみ選択肢が現れ、それをひとつ選択すると次の分岐点までは自動的にストーリーが進行していくような具合である。

とはいえ、オハナシにおける操作するべき「要所」というのは、自分の思いどおりに話を進めるために、私にとっての都合の悪い展開を阻止できるようなものではない。勝手にオハナシが一人歩きして進み、つじつまが合わず、リアリティがなくなったところで、少し方向修正を加える感じである。つまりオハナシのなかにいるからといって、決して自分が一〇〇%の権力をもった自由な世界が広がるわけではない。しかし、もしかしたらそこには、現実の世界よりもみずから世界を構築していくような、ある種の万能感があるかもしれない。

また、現実世界において私が感じる集団のわからなさや不確かさと比べると、オハナシの世界は明解であるため、オハナシが再生されているときは、現実世界にいるときよりもずっと、「自分がたしかに世界とかかわりをもって生きている」「自分はここに存在してもいいのだ」という感覚を強く味わえているかもしれない。たしかに植物や月や空と対話をしているときの私は、どんなときよりも「私」らしい。

夢とオハナシの違い

ちなみに、オハナシは起きているあいだに見てしまうから厄介なだけで、寝ているあいだに見ているオハナシは、いわゆる「夢」である。

私の夢はオハナシと同様、主に過去の記憶の部品と、将来に対する不安や予想が、好き勝手に話をつくりあげるものである。それはとても構成が単純で、「ああ、あれとこれとあれがまざったな」とすぐに分析できる代物である。「明日は子どもの幼稚園の運動会だ」という緊張と、寝る前に見た「フラダンスの映画」がまざって、「幼児が運動会の演目でフランダンスをとても上手に踊っていて驚く夢を見る」といった具合だ。

夢を構成するのは、最近考えていることや気がかりなこと、前日に見たものの細かい記憶であり、それらがランダムに選択されながら、「よくもまあムリヤリひとつの夢としてまとめあげられたものだ」と他人事のように感心するほど、うまく同居して世界をつくりだす。

たとえば「外国人教授の研究室で、医療用手袋をした友人がその教授から、『これをよろしく頼むよ』と『間主観性』と書いてある本を渡されていた」という夢を見たとする。すると目が覚めたときには、「今日の夢は、『きのうはじめて行った研究室の壁一面の本棚』『研究室を出た廊下に貼ってあったポスターの外国人学者の写真』『学校帰りに出会った友人』『帰宅後に行った病院で、看護師さんが持っていたゴム手袋』『次に私が読もうと思っている本のタイトル』でできていた」というように、夢の素材となった細かい写真記憶を思い出すことができる。

こうしてみると睡眠時の夢は「フラッシュバック＋オハナシ」でできているともいえそうである。

4 夢のあと

では「夢侵入」が起きたあとの顚末《てんまつ》はどのようなものか。

自閉圏であるかどうかにかかわらず、これまで見てきたような夢侵入とうまくつきあえている人のなかには、たとえば小説を書いたり、絵を描いたり、作曲をしたり、演技をしたり……といった創作活動をすることで、夢の世界を現実の世界に転化させているようなケースがあるのではないかと思う。しかし私の場合は、不安の要素が強いために焦りばかりが先立ち、創作ができる精神状態になるようコントロールするには苦労を要する。

シュトコー

私がヒトリ反省会から抜け出せなくなったり、「フラッシュバックやヒトリタイワによって、日々のやるべきことを全うできない自分」に意識が向いたりしたときは、多くの場合、「私ってダメな人間だ」「価値がない」という思考回路が始まる。ここにたどり着くと、あとは延々とその回路がとまらず、出口なく、ぐるぐると回りつづけることになる。この終わりのないぐるぐると走らされる回路のことを、〈シュトコー(首都高)〉と呼んでいる。

夢侵入がやってくると、「そんな夢か現かわからない世界にとらわれて、振り回され、抜けられずにいる自分」が情けなくて悲しくなり、毎回決まって最後はこのシュトコーに突入することになる。シュトコーに入った後は、ブレーキが壊れた車に乗っているようなものなので、決して自力で止めることはできず、悶え苦しみぬいた結果、疲れて眠ってしまうまで、この悲しみを終えることはできない。

◆

一〇月の高く冴えた秋空の日、午前中は「具合の悪い自分は治ってしまったのかもしれない」と驚くくらい、不安に襲われることもなく、家事をきちんとこなし、とても調子よく過ごしたのに、午後になって子どもの幼稚園のお迎えのために外を歩きはじめたら、「さみしい」がふっと入ってきてしまった。それは、秋らしい午後の日差しに染まった、ほのかに橙色をまとった世界を見たせいかもしれないし、歩くという繰り返しの動きによって〈エイエンモード〉に入り、ぼんやりしてきたせいかもしれない。

この胸を締めつける強烈な「さみしい」は、一日のすべてを台無しにする。さっきまでのほわほわした満ち足りた気分はなくなり、胸は焦りと不安でわさわさしつづけ、吐き気、めまいをともなう。泥のように重い体をひきずって家へ帰る羽目になり、帰宅と同時にソファに倒れこむ。意識は遠のき、ゆっくりと思考し、とても眠くなる。そして「こんな体じゃ何も成し遂げることができない。ささやかな目標すら、私はもう何も目指せないの？　もうやだ。なんにも実らない。役立たず人生だよ」という「私はダメ人間だ」から抜け出せない〈シュトコーモード〉に突入する。

日が沈み完全に夜が訪れれば、この症状が落ち着くことはもうわかっている。じゃあ待てばいいのか。夜になればおさまるからそれまで辛抱すればいいだけのことなのか……そんなふうに割り切れたら苦労はない。

ほぼ毎日、一四時ごろから一九時ごろという午後から夜にかけてのいちばん忙しい五時間前後を寝込んで無為に過ごしたり、心身のつらさを必死に耐えて家事や育児をこなしたりする苦悩と絶望は、ちょっと辛抱してやり過ごせるようなものではない。

この不全感と自尊心の低下を積み重ねていく日々がもたらす闇は、きわめて深いのである。

4章 揺れる他者像、ほどける自己像

厄介な「侵入」

子どもたちがいつのまにかテレビから仕入れた、お笑い芸人のネタを真似している。聞いているこちらはちっともおもしろくないのに、とても楽しそうに真似して、はしゃいでいる。もちろん、芸人のネタが流行《はや》るのは子どもたちのあいだだけではない。私と同世代の人びとのなかでも真似されているし、なにより「流行語大賞」なんていう賞が、「流行」という現象に栄誉を与えている。

しかし、ここで私には疑問が生じる。そもそも多くの人々はなぜ、警戒心もなく「流行り」に乗ることができるのだろう。なぜあんなにもあっけないほどに、たやすく他者の真似をし、それを楽しむことまでできるのだろう。「真似をしたらその人自身になってしまうのではないか」という不安は湧き起こらないのだろうか。

私は「その人自身」になってしまったら困るので、できるだけ他者の情報から自分を遮断したいと思う。人と会ったり、テレビや映画を見たりすると、その人の表情や動作がどんどん写真記憶としてたまっていってしまい、私の行動を乗っ取ろうとするからである。

でもその一方で、人とつながることに憧れがあるので、ときどき無謀にも「えいや！」と知人の集団に会いに（「集団を見に」が正確か？）行ってしまったりする。そして帰宅後また、会った人々の表情や動作の記憶に押しつぶされそうになり、「こんなふうになってしまうなんて、いったい私は何者なのだろう……」と悩みながら、寝込み、うなされる一週間を過ごすことになる。

これまで、私自身の身体とのかかわり（→1章）、モノの世界とのかかわり（→2章）、記憶と夢（→3章）について述べ、そのなかで自閉の特徴を、

身体内外からの情報を絞り込み、意味や行動にまとめあげるのがゆっくりな状態。
また、一度できた意味や行動のまとめあげパターンも容易にほどけやすい。

としてきた。しかし、これらの章ではまだ、「他者」が本格的には登場していない。

人は、生まれてまもなくから日々、「他者」のパターンを自分自身にインプットすることで、後天的に自分自身のパターンをまとめあげる部分が大きいことはいうまでもない。自閉であっても、パターン

のまとめあげを語るには、他者の存在が不可欠である。

本章と次章では、「他者からパターンをインプットする」現象について述べる。私の経験ではこの現象は、自我と相性のよい「他者のパターン」が、自分自身も使いこなせるものとしてインプットされる〈取り込み〉と、他者の思惑が自我を侵食してくると感じる〈侵入〉とに分けられる。そして私の場合、取り込みが起きにくい一方で、侵入が容易に起きるという特徴がある。また、他者のパターンに接触しても、自分とは関係ないもの、として潜在化する〈排除〉も起きにくい。

本章ではまず「侵入の起こりやすさ」について描くことにする［★1］。

1章と2章で見てきたように、「絞り込み、まとめあげ」の結果生じるパターンには、「意味(自己紹介+アフォーダンス)のまとめあげパターン」(→p.075：図13参照)と、「行動のまとめあげパターン」(→p.039：図9参照)の二つがある。ということは、他者からパターンが侵入する際も同じく、「意味のまとめあげパターンの侵入」と、「行動のまとめあげパターンの侵入」の二系統があるといえるだろう。

ここでは理解のしやすさを考え、まずは「行動のまとめあげパターンの侵入」について描き、次に「意味のまとめあげパターンの侵入」に視点を移していく。

★1――一般的には、その人のなかにないような「意味のまとめあげパターン」や「行動のまとめあげパターン」に触れた場合、完全に排除するか、真に受けて共有するかのどちらかにきれいに分かれるように見える。つまり「侵入」で苦しむことが少ないのではなかろうか。

1 所作の侵入

「行動のまとめあげパターン」の侵入◆その1

意志とはかかわりなく入り込まれる

私には他者の表情や動作、話し方の癖などが侵入しやすい。何気ないおしゃべりでも真剣な打ち合わせでも、話者に集中して話を一五分も聞いていると、その人の顔の筋肉の動かし方や手の動かし方などに対し、「おやっ!?」という軽い衝撃が走る。無自覚ではあるが、そのときから自動でカメラの連続シャッターを押すように、記録が開始されている。そして次に自分が「表出する機会」を得たときには、自分が今まで使ったことのない筋肉を動かし、先ほど記憶された表情や動作をつくりはじめるのが自覚される。これが〈侵入〉である。

それは、まだ感情の乏しいはずの赤ん坊が、舌を突き出したり笑ったりといった大人のつくる表情を反射で真似ようとしたり、幼児が、周囲の子どもたちや親から、無意識に話し方や動きを真似たりする感覚の延長線上にあるのかもしれない。つまり私の場合、侵入も、真似のような表出も、自分のなかの「真似したい」という意志によって起こるのではなく、反射に近いかたちで生じているのである。

〈侵入〉はテレビドラマや映画、舞台演劇を見ても生じる。役者の表情のつくり方や体の動かし方が、鮮明な写真記憶として無意識のうちに刻まれていき、次に表出する機会があると、再現して使いはじめる。これも「この女優に憧れているから真似したい」と意識してのことではなく、好むと好まざるとにかかわらず侵入してしまっているものが表に出てくる、という感覚がある。

しかも、そのような、自分の意志にかかわらずおこなわれていく記憶を表出しそうになるとき、もしくは表出してしまったときは、そのことを自覚できるので、私は混乱し、気持ち悪くなる。これまで自分がパターン化して用いてきた「自然」なはずの自分自身の表出が、どんなものであったかがわからなくなり、「ああ、もう表情がつくれない」「もう話せない」「もう文章が書けない」と、行動のフリーズが生じるのである。

「私の所作」が壊れてしまう

ここで確認しておきたいのは、〈侵入〉とは、他者の癖がそのまま私自身の「この場面ではこの所作を使う」という一連のパターンになることではない、ということである（それでは「他者の癖」＝「私自身の癖」になってしまう）。あくまでも「パターンの選択リスト」に追加されるのであり、したがって、毎回同じ場面下で、私がいつもその所作を選ぶようになる、という意味ではない。それがたとえ「かわいいな」「好みだな」という「快」の感覚をともなう誰かの表情であったとしても、私にとっては違和感のある選択肢が異物として選択リストに追加インプットされたにすぎない。

さらにその新しい選択肢は、単に私の選択リストの項目を増やすだけでなく、長年の積み重ねによってやっとパターン化した、「ある場面における私の所作」をいともたやすく壊すので、ひとつ増えた選択リストのなかからあらためて手さぐりで、ひとつの所作を選ぶ羽目になる。「行動のまとめあげパターン」が壊れてしまったこの状態こそが、先ほど述べた「自分の表出がわからない」と行動のフリーズを起こしている状態ということになる。

それってあの女優の真似？

このように新しい選択肢は、私の負担を増やす厄介者なのだが、さらに不愉快なことに、新しい選択肢は鮮明な記憶であるから、選択リストの優先順位のトップに立ちやすい。そのため先ほど述べたように、自分の意志にかかわらず、誤作動を起こすように「うっかり」表出してしまったり、表出してしまいそうになったりする。ここに、他者に乗っ取られ、侵食されたような感覚が生じるのである。

ときどき侵入に負けて、気に入った女優の気に入った表情を、表出してしまうことがある。好みであるからこそ、より鮮やかに、より強烈に刻まれた写真記憶によって「いつもの表情選択リスト」のトップに君臨してしまった新しい「行動のまとめあげパターン」。これを払拭できずに「うっかり」選択してしまった場合だ。

そんなときには直後に「うわ、あの女優の表情だってバレたかな」「年甲斐もなく真似してるって思われたかな」「分不相応にかわい子ぶってるって見られたかもしれない」「わざとらしかったかも」と不安で気まずい思いをすることになる（……ヒトリ反省会（→p.090）である。さらにいうなら、この後「こんなふうにたやすく女優に影響されて自分の表情ひとつわからなくなる私はダメな人間だ」というシュトコー（→p.098）に突入する）。

どんなときに「イチオシ選択肢」が表出されるのか

最近は脳性まひの友人（→7章）と一緒にいる機会が多いので、気づいたら友人の所作に侵入され、表出している自分がいる。たとえば「指差しをするとき」に、本来は人差し指でまっすぐに指差すところを、手首を曲げたまま小指だけで指差しをしたり、「細かいものをつまむとき」には、ふだんなら左手の人差し指と親指を使うのに、手首を曲げたまま、将棋を指すときのように人差し指と中指でつまんでいたりするのである。そのたびにその友人自身が目ざとく発見し、「子どもならまだしも、大人で脳性まひの動きを真似する人はめずらしい」とか、「脳性まひを演じる役者は、練習して訓練して見事に自分たちの動きを真似るけれど、それはあくまでも役者が仕事でおこなっているにすぎない。日常生活でそっくりに真似るなんておもしろい」と驚いて笑う。

私にしてみれば、焼きついた写真記憶が選択リストの最前列で「この選択肢がイチオシのおススメでっせ！」と言わんばかりに強烈にアピールしているのである。ゆっくり慎重に選択しているときは「この動きは使いません」とイチオシ選択肢を却下することができるのだが、リラックスして緊張感のないときや、逆に急かされて緊張しすぎたときには「ついうっかり」無意識のうちにイチオシ選択肢を選んでしまっており、指摘されて自分の行動に気づいて苦笑いするのである。

そういえば、聞こえない人にかかわる聞こえる人のなかでも、手話や口話が上手な人はたくさんいるが、聞こえない人の発声までもインプットし、ふだんの自分用の声として表出している人にはまだ出会ったことがない。これも私ならではの「侵入」なのだろうか（これについては5章にて検証する）。

2 キャラの侵入

「行動のまとめあげパターン」の侵入◆その2

さらに高次の「全体像」が入り込んでくる

これまで述べてきたことは、「行動のまとめあげパターン」の一部分である「他者の所作」を取り込む話である。その延長線の現象として、私は、ある文脈における他者の「行動のまとめあげパターン」の全体像といえるようなものまでも取り込んでいる。

動作は「手足だけ」、表情は「顔だけ」、話し方は「口だけ」の表出である。つまりこれらは体の各部位という末端における最終的な表出だとすると、ここでいいたい「全体像」とは、末端のすべての動きを、より高次の階層でつかさどっている存在のことである。「キャラ（キャラクター：人柄）」というとわかりやすいかもしれない。

キャラは意図や意志、まなざしなどをもつ存在で、所作（動作や表情）や話し方などをひとまとめにしている、上位階層にある大枠の「行動のまとめあげパターン」だともいえる。そのため、逆に所作や話し方を総合的に、かつ、つぶさに見ることで、キャラが侵入してしまうということが生じうるのであろうと私は考えている。

そんなキャラだったかな？

ほとんどの他者は、ある対話の流れのなかで、当然、自分とは異なるタイミングやニュアンスで、その文脈下において自分だったら選ばない所作やことばを選ぶ。

たとえば「酒の席における失敗談」に花を咲かせている学生たちのなかには「『結局一晩、警察の世話になって参ったわ』と言いながらも『あごを上方に突き出して見下ろす目線』を送り、『タバコに火をつけ』ながら、『得意気』な彼女」や、「『おもしろそうに』『大きな口をあけて』『目を細めて』笑って、『膝を叩いて』『ありえねぇ〜』と『高めの声』で言うあの人」がいる。

そのような談笑する人びとの対話の様子を眺めているうちに、それぞれのキャラ情報が、無意識のうちに大量に私のなかに蓄積されていき、家に帰ってひとり静かになったときにビデオ再生が始まる。フラッシュバック(→p.088)である。そのランダムに映し出されるフラッシュバック映像を見ながら、「『得意気』だった彼女」の姿が出てきたときには、「自分の失敗談であっても、武勇伝のように『得意気』に話します」というキャラ情報が、私の「キャラ表出用選択リスト」にインプットされていき、次に「『ありえねぇ〜』と言ったあの人」の姿が出てくると、「人の失敗談を聞いたときには、『おもしろそうに』笑って『ありえねぇ〜』と言います」というキャラ情報がインプットされていくのである。

すると、これまでの自分、もしくは本来の自分ならば、「酒の話の失敗談」の輪の中にいるときに、「なぜ失敗するほど大量に飲むのですか」「失敗でも酒の失敗は、おもしろおかしく話せることなのですか」という疑問をもちながらも、口をはさむタイミングがわからず、また、それを言っていいのかどうかもわからず、黙って真剣に話を聞きつづけているキャラのはずなのに、他者による新しいキャラ情報が私のリストのトップに立ち現れることによって、これまでの自分の行動の表出方法である「自我像」が壊され、私の従来のキャラがなんであったかがわからなくなってくるのである。

彼らの姿はしっかりと焼きつき、一定期間、何度もビデオ再生されることで、私のキャラを侵食しはじめる。そのため、「私は得意気に酒の席の失敗談を話すキャラだったかな」「笑いながら『ありえねぇ〜』と言い放つキャラだったかな」と混乱が生じていく。

ゴンドラが押し寄せてくる！

重ねていうが、〈侵入〉とは「他者の思惑が自我を侵食してくると感じる」現象のことであり、所作の侵入の話と同様、ここでの話も「自分のキャラ」が「他者のキャラ」そのものになってしまうことではない。つまり本来の自分のキャラが消えるわけではないので、侵入してきた他者のキャラを異物として感じつづける苦しみがある。他者のキャラが大きく膨らんで押し寄せてくるのを感じ、押しつぶされて乗っ取られそうになりながら、それでも「自分」は消えずに存在しつづけ、小さくなって殻をかたくして、必死であえぎながら抵抗するのである。その異物に悩まされ、排出しようと葛藤する苦しみは、悪いものを食べたあと、食中毒になって苦しむ感覚に似ている。

小さくなりながらも消えずに存在し、他者のキャラを異物として感じて排除しようとしている「自分」とは、キャラよりもさらに高次の、人のもついくつかのキャラをも統治する「司令塔」といえるような存在なのではないかと思う。「司令塔」とは、文脈とセットになったキャラとは異なり、文脈にかかわらず一貫して自我の最上位に鎮座し、私の所作やキャラが信念から外れてないかどうかを見張りつづけている存在といえるかもしれない。

このようなキャラの侵入のことを、私は観覧車にたとえて「ゴンドラが押し寄せてくる」と表現したりもする。

中心部の私（自我）を取り囲むように、さまざまな自分の周囲の人々のキャラがゴンドラとして存在している。両者が適正な距離を保っているあいだは私を脅かさないのだが、集団のなかにいて人を眺めて観察してしまった場合や、だれかと対話をした場合は、ゴンドラのそれぞれが風船のように膨み、大きくなって中心部である私に覆いかぶさってくる。

その苦しみのあまり、人と会った後は臥しがちな生活が四～五日続く。すると、だんだん自我の大きさが回復してきて、またゴンドラも元の大きさに縮みはじめるので、ゴンドラを押し戻すことができる……このような作業に私は毎回へとへとになっているのである。

観察対象となった相手が一人なら一人分のゴンドラ（キャラ情報）、六人なら六人分のゴンドラが錯綜しながら迫ってくる。それはまるで、いつまでもその人たちが自分のまわりを取り囲んで騒ぎ、「あなたはこうやって人と話すんだったでしょ！」と入れ替わり立ち替わり自己主張しているような感じであり、混乱し、パニックの苦しみがずっと続く。そのため、だれとも接触せずに済む、静かなところにこもって休ませてほしいということになる。

3 「行動のまとめあげパターン」と「意味のまとめあげパターン」の関係

「弾く私」と「弾かれるピアノ」

他者の所作やキャラとは、他者が「この文脈ではこう行動する」と選んだ「行動のまとめあげパターン」であること、そして、私は鮮明な記憶のために、そのような他者の行動のまとめあげパターンに侵入されやすく、自分の行動のまとめあげパターンがバラバラに壊されやすいことを、ここまで述べてきた。

次に、この〈他者〉と〈自分〉の二項関係に、もう一項、〈対象物〉を加え、三項関係にして考えてみてほしい。

たとえば「あるヒトがピアノを弾いている様子」を〈自分〉が見たとする。あるヒトが〈他者〉であり、「弾かれているピアノ」は、弾くという行為の〈対象物〉である。ここまでの話だと、〈自分〉は〈他者〉だけに注目し、「ピアノを弾く」という行為が「行動のまとめあげパターン」として侵入してくる説明をしてきたことになる。「うっとりとした表情」で、「曲の波に揺れ」ながら、「十本の指をなめらかに動かし」、ときどき「ペダルを踏む」。このような行為が「あのヒト」の、所作レベルの「行動のまとめあげパターン」である。

だがここで、〈自分〉の視点を行為の〈対象物〉であるピアノに移動してみる。すると、ピアノは、椅子に座ったヒトによって「たくさんの黒鍵と白鍵をぱらぱらと指で打たれて音を出すモノ」であり、ときどき「ペダルを踏まれるモノ」である。「あのヒト」の次にピアノにやってきた〈他者〉が乳児であれば、「平手でバンバンと三つ四つの鍵を思いっきり叩かれるモノ」「鍵の上をジャンジャンと音を鳴らしながら歩かれるモノ(!?)」にもなる。

これらの情報をインプットすることはすなわち、私のなかで、ピアノの「意味のまとめあげパターン」のインプットが生じているということになる。そして次にピアノを見た際には、2章で述べたように、まず「音を出すモノ」「ペダルを踏まれるモノ」「指で打たれるモノ」「平手で叩かれるモノ」「足で歩かれるモノ」という自己紹介をピアノがおこなう。そして次に「叩いてみる?・」「音を出してみる?・」「ペダルを踏む?・」「歩く?・」というアフォーダンスが立ち上がるのである。

以上のように、実際に起きているのは「あるヒトがピアノを弾いている」というひとつの現象なのだが、その様子を見ることによって、〈自分〉は、「行動のまとめあげパターン」と「意味のまとめあげパターン」の両方をインプットしていることになる(図15)[★2]。

しかし、行為の〈対象物〉は、ピアノなどのモノだけではない。ヒトが行為の対象物になることもある。そして私には、ヒトを対象物にした「行動のまとめあげパターン」や「意味のまとめあげパターン」も次々に侵入してくるため、自分の行動の表出方法がどうであったかという「自我像」の混乱、自

★2——発達心理学では、乳児が世界を意味ある対象物に切り分ける仕方を学ぶ際に、これとよく似た三項関係が重要視される(共同注意とか、間主観性ともいわれる)。行為者と対象物、乳児の三つがそろってはじめて新しい概念が取り込まれる。乳児は対象物と、その対象物に対して養育者が使う言語(言語も「名付け」という意味では所作のひとつである)の双方を取り込んではじめて新しい言語およびそれの指示対象の両方を学ぶという。

図15　「ある人がピアノを弾いている様子」
　　　における三項関係

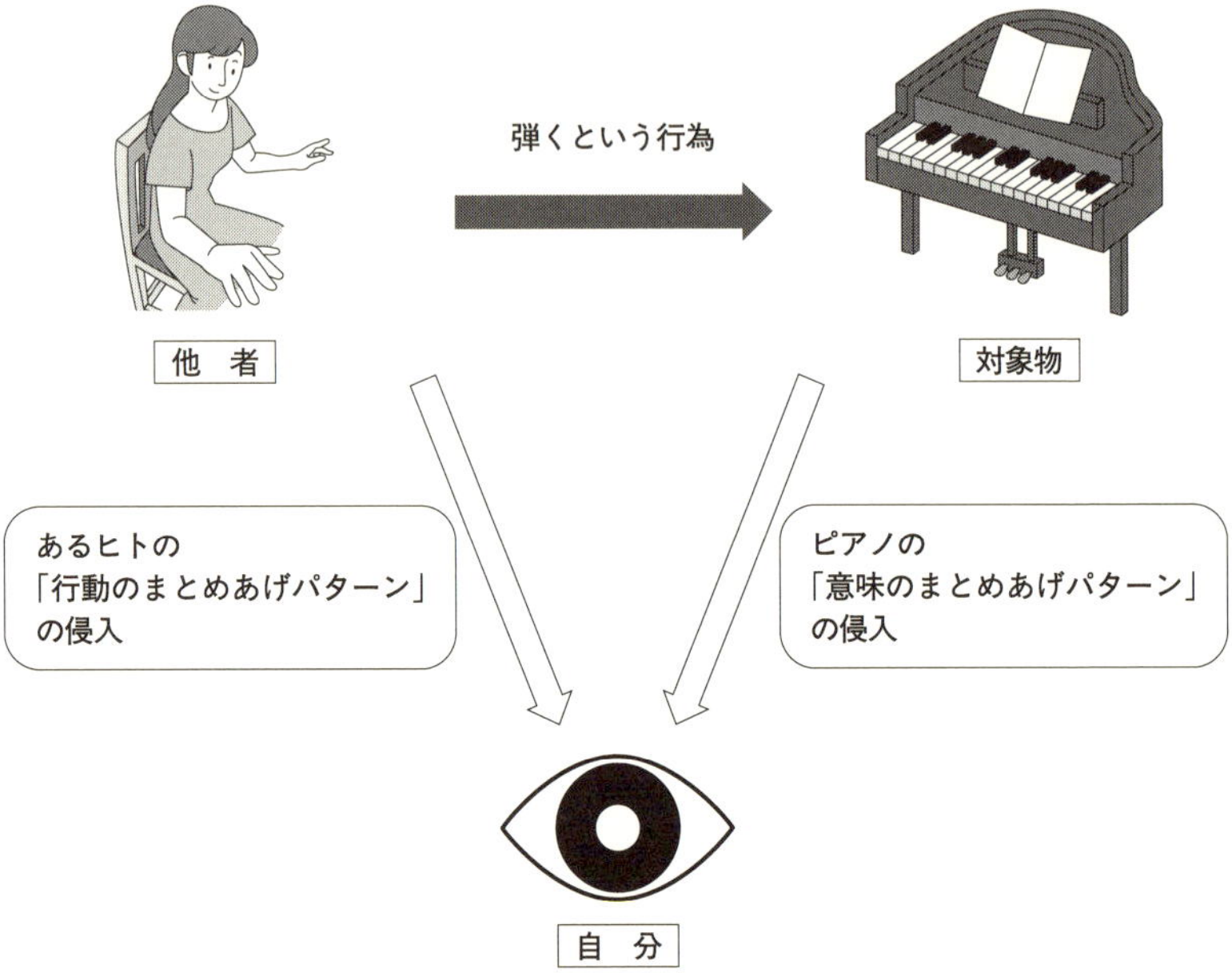

分自身がどのように見られているかという「自己像」の混乱が生じやすく、さらに、身近な友人や家族がどのような人であったかといった「他者像」の混乱も生じやすい。このことについて次に述べていく。

4 他者像の揺らぎ 「意味のまとめあげパターン」の侵入◆その1

「差別的まなざし」が侵入する

車いすを使う一人暮らしの友人が引っ越す際に、新しい賃貸物件探しを手伝って、一緒に不動産屋めぐりをしたときのことである。「現状復帰を前提に車いす生活に適したリフォームを許可してほしい」という条件を出したうえで、私たちは物件を探していった。

はじめに不動産屋が物件を紹介してくれている段階では、そのような条件下であっても思いのほか、特に問題がないかのように話が進む。しかし実際に物件を見て回って「ここなら条件がいい」という物件が見つかり、いざ大家さんに話を通すと、そのあとパタッと連絡が途絶えるのである。

尋ねてみてもなんだかはっきりした理由も見出せず、曖昧な返事をする。焦ってる表情、急かす表情、妙に優しい感じ、よそよそしい感じ……。意味や文脈のわからない不動産屋の表情や行動が「？（クエスチョンマーク）」付きの写真となってパシャパシャと撮りためられていく。その時点では文脈がわからないため、文脈とセットにできない以上、先ほど話したような私自身の「行動のまとめあげパターン」についての選択リストに不動産屋の所作が乗ることはない。不動産屋の表情や動作は、分析できない鮮やかな写真記憶のままずっと脳裏にとどまっている。

そして最終的に、「どんなリフォームがおこなわれるのかイマイチわからないから困る」「障害がある人だと何かあったら困る」という理由で断られたとき、もしくは煮え切らない態度に痺れを切らして友人が断った際の、ホッとした不動産屋の表情を見たときに、「ああそうか、不動産屋さんは、そういう差別的な視線で車いすユーザーの友人を見ていたのか」と文脈がわかる。文脈がわかってはじめて、不動産屋さんの「行動のまとめあげパターン」の侵入が完了するのである。


その直後に「そういう差別的なまなざしで見られていたのか」というショックがやってくる。それまで私がもっていたその友人の〈自己紹介〉は、「私の障害体験を繊細にわかってくれる恩人」というものだったのに、そこへ突然、「差別のまなざしで見られる人」という〈自己紹介〉が友人に追加されたからである。

そして次の瞬間、私には、そばにいるその友人が何者なのかが、ふっとわからなくなってしまう。差別的なまなざしに触れて、「まあそういうまなざしもあるでしょうね」と相対化するわけでもなく、逆に「ああやっぱりこの人は障害者なんだ」と自分のまなざしとして「共有」するわけでもなく、友人に対する私自身のまなざしを混乱させる異物として、他者のまなざしがとどまりつづけるのだ。

このように、「意味のまとめあげパターン」の侵入は、他者の「行動のまとめあげパターン」が侵入した後、その他者(ここでは不動産屋)が、対象物(ここでは車いすの友人)に向けてもっているまなざしを推察することによって生じるということになる(図16)。

図16 「不動産屋が車いすユーザーに怪訝な表情を投げかける様子」における三項関係

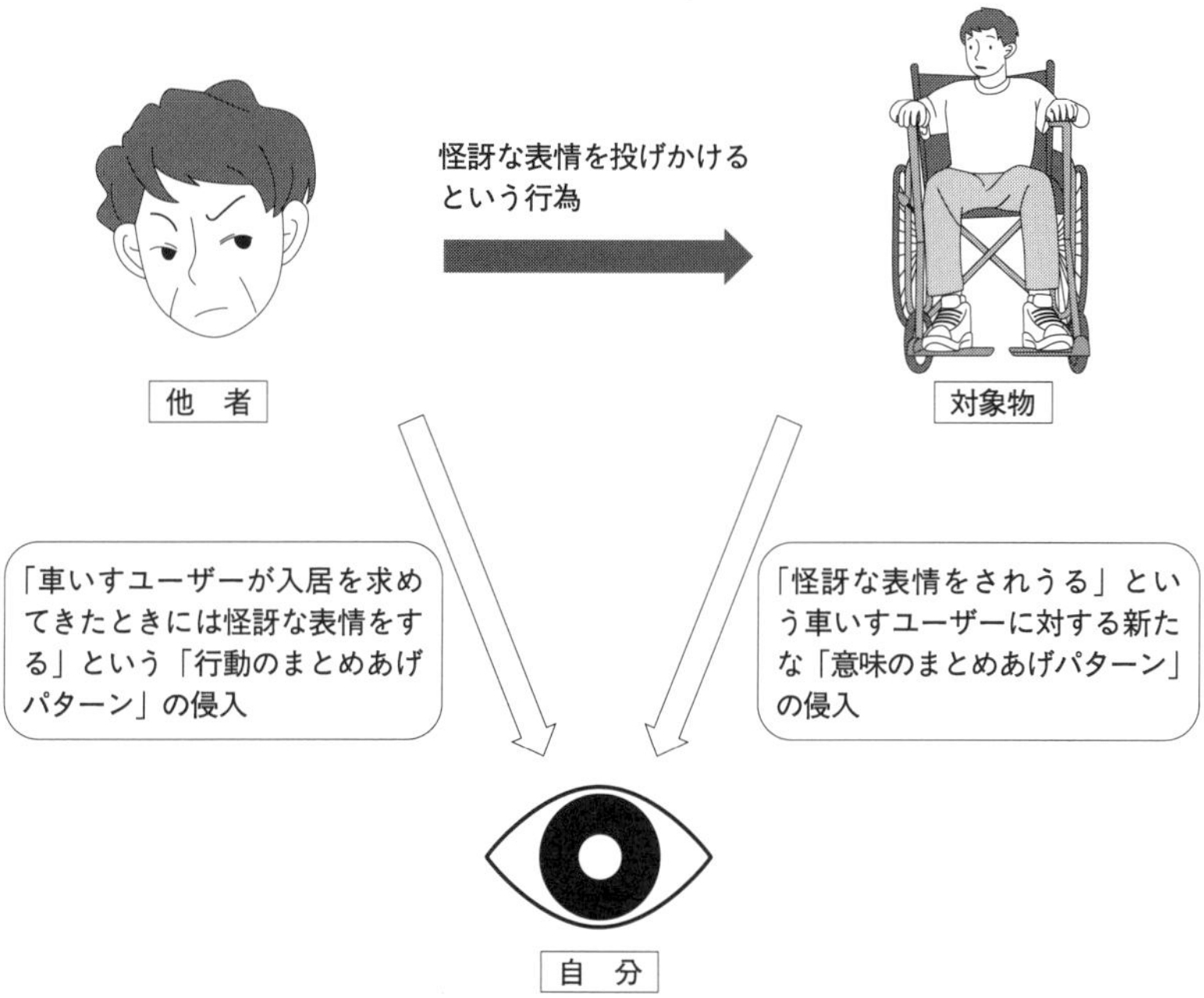

友人が汚され、自分が汚され……

「行動のまとめあげパターン」が侵入した以上、四〜五日は「差別的なまなざしをもった不動産屋さん」という「キャラのゴンドラ」が、私を襲う。

「あなたの友人は差別すべき障害者なんですよ」という選択肢を突きつけて、私を乗っ取ろうとするキャラの影に私は怯え、「なぜ不動産屋さんはそんな差別的なまなざしを友人に向けるのか」(不動産屋さんの「行動のまとめあげパターンへ」の疑問)、「なぜ友人は差別的なまなざしを向けられなければならないのか」(友人が得た「意味のまとめあげパターン」への疑問)、「なぜそんなまなざしを私がもたなければならないのか」(不動産屋さんのキャラが侵入してしまった後の、自分の「行動のまとめあげパターン」への疑問)というさまざまな不安をかかえ続ける。

不動産屋さんのまなざしによって友人が汚され、不動産屋さんのまなざしの侵入によって無垢だった自分も汚されたような感じがして、他者像も自我像も混乱する。自分も友人もそのほかの他者も、だれも信じられなくなり、対人恐怖にも陥っていく(これは障害者のきょうだいにも多い現象らしい)。

しかし、四〜五日後、キャラより階層の高い、最上位に君臨する「司令塔」が審判を下した。「自分たちは間違っていない。間違っているのは差別的なまなざしをもつ人々のほうだ」という信念が、嫌悪感をもって「不動産屋さんキャラのゴンドラ」を押し戻し、不安は徐々に怒りやくやしさに変わっていったのである。

5 自己像のほつれ

「意味のまとめあげパターン」の侵入◆その2

私はどんな人だっけ？

このような現象は当然、自分自身が差別的なまなざしを向けられたときにも生じる。自分がアスペルガー症候群当事者としてはじめて発達障害関係の大会に参加したとき、発達障害の子どもをもつ親からは睨みつけられ、発表者である教授からはいたわり満載の、まるで小さい子を扱うかのような優しさで接せられた。これまで赤の他人から睨みつけられたことなどなかったし、初対面のいい年した大人同士なのに小さい子扱いされたこともなかったのに。

新しい他者のまなざしによって、私は「いったい自分はどのようなまなざしを向けられる人間だっただろう？」「だれからも憎まれる人間だった？」「小さい子扱いされるほど何もできない大人だった？」と、私の「自己紹介（自己像）」が混乱し、「障害があって申し訳ないと目を合わさずに、下を向いて背中を丸めていればいいんだっけ？」「よく話がわかってなくて、ぽかんとした様子で振る舞うんだったかな」と、「行動のまとめあげパターン（自我像）」も混乱した。

このように私には、普通に暮らしているだけで日々、他者のさまざまな「所作」や「キャラ」や、「他者がもつ、モノや人についての意味のまとめあげパターン」（＝「まなざし」）が侵入してくる。そして、それら侵入してきた「異物」は、食中毒のように私の体内に数日間とどまりつづけ、私を寝込ませることになる。

異物に触れてもすぐに「これは私のキャラやまなざしではない」と排除できる人や、異物をむしろ、どんどんと自分のものとして消化し取り込んでいく人とは違い、私の場合は異物が異物のままで体内にとどまる。そして、私がどのようなキャラであったか、あるいは世界はどのようなものであったかを揺るがすのである。

では最後に、ここまでの説明の応用編として、「普通のフリ」の感覚について述べよう。

6 「普通のフリ＝社交」の困難

私のフツーと普通のフツー

「いったいこの人は何を考えている人なんだろう」と人から奇異に思われないためになんとか身につけてきた処世術として、私は最低限のスマイルと相槌で、「あなたの話している話の内容は、たしかに私に通じていますよ」というサインを送るようにしている。だが正直なところ、そこまでのアウトプットだって、私にはいっぱいいっぱいの「普通のフリ」である。

普通のフリ――これは「私はコミュニケーションが成立する人間ですよ」と人びとに安心してもらえるような振る舞いをすることであり、いわゆる「社交」である。

もし私が「私のフツー」で振る舞ってしまうと、次々にやってくる情報刺激に圧倒され、きょろきょろと辺りを見回し、耳を塞ぎ、ときどきモノと対話してにこっと笑い、突然の風や音にビクッとして親しい人にしがみついたり、不安で歌うように「ふ〜」「う〜っ」と声を出したり、怯えに耐え切れず落ち着くために手首をあぐあぐ噛んだり、言葉がたどたどしくうまく文法どおりに話せなかったりといった表出になる。でもこれでは奇異の目を向けられることを私は知っている。よって、このような振る舞いは、ごく親しい人にだけ表出している「非社交」「脱社交」の私であり、そして私の思うところの「ほんとうの自分」である。

人に会うことになると、そこで「普通のフリ」が必要となり、私の等身大である非社交の世界からむりやり引きずり上げられ、「まとも」に見えるように振る舞わねばならなくなる。ここに、たいへん不自然で不愉快な感覚があり、外部から社交を強いられる暴力性を感じるのである。

「普通のフリ」のうち、インプット中心で「ニコニコうんうんと話を聞いている人」という受動的なキャラであれば、私の場合、破綻を来たさず、ぎりぎり標準仕様が可能なものとなっている。しかし、さらに高次の「集団や人の前で会話が可能な人」という能動的な「普通のフリ(=社交)」をするためには、より多くの行動の選択肢のなかから行動を選び、決定しなければならないので負荷が大きい。

一定時間「普通に話ができる人」でありつづけるためには、時々刻々と変わる環境の変化に怯えながらもそれを把握する必要があるほか、「私」というあるひとつのキャラで動けているかどうか、という微細な調整に気を配りつづけねばならない。声の出し方、話し方、語彙、話の間《ま》、話すスピード、笑い方、目の動かし方、手指の動き、それらが一人の人格(キャラ)として一貫性があるか、まわりから浮いてないだろうか、おどおどしていないか、侮られる感じになっていないか、人に不快感を与えていないか、過剰に演技的でないか……などのチェックが常時必要になる。このレベルの社交は、後から私に大パニックを起こさせるほどのハードルの高い作業となっているのである(このような手探りの調整作業を自閉圏では「普通のフリ」のほか、「手動」と表現したりしている)。

社交の自家中毒

ぎりぎりの綱渡り社交を終えて帰宅すると、「ふだんの私はどんなだったろう?」と自己像も自我像も解体し、心身がバラバラになっていく。「せいいっぱいの社交で振る舞ったけど、あれは私じゃない」と体が吐き気を催しだす。社交の際に下した自分へのたくさんの所作の指令が再生され、記憶で頭が飽和するので、頭が内圧で膨れ上がり、割れるような感じで苦しみ出す。

つまり社交用につくりだしたみずからのキャラによる侵入が始まるのである。他者のキャラの侵入が食中毒ならば、さしずめこれは自家中毒といえるだろう。そして「やっぱり話せる自分なんてウソくさかった」「あんな自分でいるくらいなら、無理して話ができているフリなどしなければよかった」と、ヒトリ反省会(→p.090)をすることになる。

これで「あなたに好印象をもちました」「Bさんがあなたのことを〝いい印象だ〟と言ってましたよ」などと言われた暁には、消えたくなってしまう。人びとに好印象を与えて承認された自分は、手探りで表出している「普通のフリ」のキャラでしかないからである。

「人に疎外されないためには、私はいつもあのキャラでいかねばならないのか」「毎回あそこまで無理しないとならないのか」と、悲しくて苦しくて嗚咽が始まる。拒否する体が、異物を吐き出そうとする。そのため、「もうだれにも会いたくない」と、ひどいときには一週間から一〇日、ひきこもりがちな生活をすることになる。

つながりたいけどつながれない

このように私は、人に会う前後にはさまざまな苦痛をともなう。そのため私は長年、「人とつながりたいけどつながれない」と思わざるを得なかった。

現在では、毎日ともに生活している我が子たちとならば、意味や行動のまとめあげパターンをある程度共有しているので、比較的つながっている感はある。また、慣れた人との一対一での会話のなかでなら、一瞬「今、この人とつながったかも」と思えることもある。でも私が話しているのはそういう類のつながりではない。

私がつながりたくてもつながれないと思うのは、楽しそうにダベって盛り上がっている同世代の集団のようなものである。十代のころのクラスメイト、二十代のころのサークルの飲み会、三十代の今はママ友のおしゃべりといったところだろうか。盛り上がっている内容が高尚であろうがくだらなかろうが、それは問わない。そこに入れない私にとっては、ただ「集団で楽しい気持ちを共有している」ように見える光景が、魅力的なのである。

四歳で初めて集団生活に入ったときから「私、これ、無理だ」とはっきりと悟り、以来、ヒトの集団のなかではつながっている意識をもつことができずに過ごしてきた。今でも、私にはときどき猛烈に「人恋しい」気持ちがやってくるし、いまだに「いったいあの楽しそうな様子とは、中にいるとどういう感じがするものなのだろう」という、楽しそうな集団への素朴で強烈な憧れが湧き起こる。

このようにヒトとつながることへの憧れを抱くのは、もしかしたら、私がつながる満足感を知っているからなのかもしれない。私には植物や空や月とならば、つながっている感覚がある。心がかよい合い、開かれて満ちていく楽しさや充足感がある。それと同じように、もし人びとが集団のなかで、「自分が集団の一構成員として、主体的に輪の中に存在していることを自覚し、やりとりを重ねるうちに楽しいという気持ちが自然に湧き上がり、その気持ちを他の構成員と共有する」という体験を味わえているのだとしたら、うらやましくてたまらないのである。

最近になって何人かの人にそう話すと、「大変ならつながらなきゃいいじゃない」「なぜそれでもつながりたいの?」「つながったって、じつは別に大したことないよ」「ほんとうにつながれるのは人生のうちしょせん一人か二人だし」などという答えが返ってきた。でもそんなのは私にしてみれば、ヒトの世界で集団としてつながる感覚を知っているからこそ言えるセリフである。それともつながることをあきらめた人のセリフなのだろうか。

たとえ人のなかで「楽しい」を感じられなくても、私はたまに「集団の楽しそうな様子を眺めてみたい」と思って出かけていく。「みんなはつながれて羨ましいな」「私はつながれなくて寂しいな」——そんな二つのせつない気持ちをかかえながら、楽しそうな笑顔の群れを見て、つながっている気分のおすそわけをいただく。今となっては結局それが、私流のヒトの集団とのささやかなつながり方なのかもしれない。

人はやはり、だれかとつながってこそ人なのだと思う。

5章 声の代わりを求めて

「取り込み」で自由になる

物心ついたときから「話すこと」および「発声すること」に困難を感じ、苦悩と不安をかかえてきた私は、小学校に入る前には既に手話への関心があり、大学時代になってやっと手話を覚える機会を得た。現在の私にとって、手話はなくてはならない私のことばである。対人関係におけるコミュニケーション・ツールとして手話を用いており、堂々と手話で話すことができる場を居心地のいい場所としている。

声が出たり出なかったり手話が交じったりする私の話しぶりを見た人は、「聞こえない人なのか、聞こえる人なのか、手話にかぶれた人なのか、いったい何者なのだろう」と、私のことを奇妙に思っているかもしれない。

私のかかえる発声障害を考えるためには、少々長くなるが、まずは「私と声との物語」について紙面を割く必要があるだろう。

1 私と声との物語

手話を得るまで

声の出し方がわからない

物心ついたころから私は「声がうまく出せない」「話せない」ことに自覚的であったが、かといって家庭において無口な子どもだったわけではない。

「話しはじめたのはかなり早かった。一歳の誕生日を過ぎたころから始まった内言語の垂れ流し、かつ質問攻めのおしゃべりに気が休まらず、ノイローゼになりそうだった」と私について両親は言う。

私にしてみれば、自分の感じている感覚や思考、認知の一つひとつがほんとうに実在しているものなのかどうか、また、自分の感覚をこの覚えたての言葉で表現することでほんとうに通じるのか、そういう確認をせずにはいられなかったからなのだと、今なら説明できる。言語を用いて表出した内容が人に通じれば、そして「そうよ。あなたの言うとおり」と返事をもらえれば、たしかにその感覚や思考や認知は「在る」のだと安心できる。その確認作業のため、私は必死でしゃべりまくっていたのだ。

とはいえ、話すという行為はとてものどが痛くてつらいものだった。できればこの発声という手段を用いずに自分の考えが表出できればと思うのだが、あいにく私は生まれてこのかた、表出手段はこれひとつしか持ち合わせていない。次から次へと考えが湧いてくるので、思考の実在の確認作業に私はただ追われた。私にとっての音声言語は、やりとりを楽しむためのコミュニケーション手段というよりも、世界や自分が存在していることを確認するための表出手段というのが、今にも続く主な用途かもしれない。

四歳のころ、あまりにひどい嗄《か》れ果てたハスキーボイスを聞きとがめた両親は、私を耳鼻科に連れて行った。私の声は息漏れになんとか音を乗せるという状態になっていた。私自身も、話すという行為に対し、「ひどくしんどい、へとへとである」という感覚があった。

医者は私の声帯の写真を撮り、説明した。

『あ〜』と発声しているときに声帯がぴっちりと閉じておらず、隙間があいています。それなのに無理やり発声し、過剰なおしゃべりを続けているので、のどに負担がかかり、声が嗄れてしまっています。できるだけ話はさせないようにしてください」

声帯は二枚のヒダになっている。それがぴったり閉じているところに、気管から吹き上がってきた空気が通って振動したときに発生する音が「声の音源」となるわけだが、私の場合はぴったり閉じなければいけない場合でも、隙間が開いてしまっている。それで息が漏れてしまい、本来なら適度なはずの話し方では小さな声にしかならない。そこを人と同じ大きさの声を出そうとするため、のどに負担がかかる。そして、かすれた、聞いていて苦しい感じの嗄れた声になってしまうというのである。

まったく声が出ないという場合は手術なども考えるようだが、私の場合は声が出ていたため、とにかくあまりしゃべらせないという対処法が下された。
それ以降、私は急に「話してはいけない」と徹底して注意されることになる。
「あなたのためなのよ。お医者さんに言われたでしょう」
「いいかげんにしろ。治らないじゃないか！」
これらのことばは今でも私の脳裏から離れない。

みんなが何をしているのかわからない

このたび本を書くにあたって、あらためて両親に聞き取りをおこなった際、「幼稚園をやめさせてでも、今すぐ話をさせるのをやめなさい」と当時、両親が医者に言われていたことを知った。その話を聞いたとき、私は大ウケした。なぜなら私は幼稚園で話すことなど、ほとんどなかったからである。

なぜ、この子どもたちはやたらと楽しそうなのか。どうするとその笑顔で走り回るなかに自分も入ることができるのか。楽しい気持ちとはどこから来るものなのか。果たして私はここに存在しているのだろうか。私はこの子どもたちと遊んでよい存在なのだろうか……。

幼稚園というはじめての子ども集団のなかに置かれて、私はつねに、疑問符と不安のなかにいた。自分が置かれている状況について説明してくれる人はだれもおらず、居場所がなかった。

「私はここに存在しているのだろうか」

そう思わせたのは、クラスで鬼ごっこをしていても逃げる必要がなかったことにある。どうやら子どもたちには私のことは見えていないようで、何が起きているのかわからず内心怯えながら、ボーッと突っ立って子どもたちを眺めている私を、鬼がつかまえにくることはなかった。私はクラス全員の顔と名前を一致させて覚えているのに、向こうは私を覚えていないということもわかってきたので、私はクラスメイトの名前を覚えるという作業をやめることにした。

私としては、自分のまわりに起きていることの確認作業をしたいのだが、どうもこの子どもたちは自分の話につきあうようにはできていないらしく、「今、何してるの?」と必死の思いで尋ねても、「……お砂」「すべりだいだあっ!」「鬼」「今はねぇ、走ってるの!」など、短い言葉でしか返ってこない。でもそれでは情報が足りないのだ。だれとだれとだれが、どんな気持ちで、どんなルールで、いつまでに終わるつもりで、一緒に過ごしているのかを、私は説明してほしかった。

先生に「みんな何してるの?」と尋ねてみても、

「そんなことは先生に聞かないで、お友達に聞きなさい」「先生はみんなの先生です。あなたのお話ばかり聞いていられないの」

とあしらわれるか無視されるかであった。結局、家に帰ってからは「○○ちゃんがこんなことをしていた」「こんなことがあった」といった、疑問符がついたままになってしまっている「本日の出来事」の記憶を大量に親に報告せねばならず、その脈絡もなくとめどないおしゃべりが、また親を悩ませたらしい。

このように、当時の私が子どもたちとかかわれなかったのは、引っ込み思案だったからではなく、状況がよくわからなかったからだ。いや、もっと正確にいえば、起きている状況はよくわかっているけれども、子どもたちのつたない言葉からでは、彼らの意図を十分に把握するのに説明が足りないために、共感できなかったのである。

幼い私のなかには、「対話によって『今、何が起きているのか』をだれかが解説してくれれば、私は現状を把握できるはずである」という不満や怒りがつねにあった。しかし、そのような私の内実を感受し、通訳してくれる相手は子どもにも大人にも見当たらなかった。だから私は子どもたちのなかに入らないままであったし、話すこともなかったのである。

それから今日に至るまで、楽しそうに遊ぶ子どもたちや、おしゃべりするクラスメイトの輪、軽快でテンポの速い会話のやりとりなどには、交ざることができずに過ごしてきた。盛り上がる楽しい気分を共有できず、彼らの世界に憧れや羨望を抱きながらも、「なぜ自分は輪の中に入ることができないのか」「なぜ楽しい気分になれないのだろうか」がわからなかったし、また、その「理由がわからないこと」が不安だった。

聞こえない子どもとの出会い

このような闇雲な初集団生活のなかで、唯一私の心をときめかせた出会いがある。五歳の夏、水がこわくて(↓p.062)徹底的に抵抗し、プール遊びをズル休みして見学していた際、ときどき隣に座って同じように見学している一つ下の女の子がいた。

彼女が両耳にイヤホンのようなものをつけていたのを見て、私は指差しながら、

「これ(は何)……?」

と尋ねた。するとその女の子は舌っ足らずな話し方で、

「コエワネ、トッタラアメナノヨ。ホア(これはね、取ったらダメなのよ。ほら)」

と言って、Tシャツをまくり、素肌の胸部にくくりつけてある器械を見せてくれた。

大人の手のひらに乗るほどの四角いその器械が、手製と思われる簡単な布袋に入っており、首からひもでぶら下げてあった。ひもは袋の横にもついており、それらは両脇を通って背中に回り、後ろで結んであった。そんなふうにして、その器械がぶらぶらと動かないように固定しているようであった。両耳のコードはその袋の器械につながっていた。……つまり彼女は箱型補聴器を装用していたのである。

「オミミガ　キコエナイカアネ、プーウハ　アメナノ(お耳が聞こえないからね、プールはダメなの)」

当時の私には「聞こえない」ということも、この器械が何の役目を果たしているのかということもわからなかった。器械は心臓近くに固定してあるし、プールはダメだというし、「聞こえない」というのは、プールに入ると心臓が止まってしまうような大変な病気なのかもしれないと思った。しかしなによりも、

「お耳が聞こえない子どもはうまく話せないらしい(そして正々堂々、プールに入らなくてもいいらしい!)」

という強烈な印象を幼い私に植えつけた。

彼女との出会いは、「烏合の衆」にしかみえない子ども集団のなかから「はじめて個としての人間を見つけた」と思わせた。うまく話せないもの同士、つながれるのではないか。人の輪の中で孤立する感覚を共有できるはじめての人間なのではないか。もっと話をしてみたい。そんな憧れを私に抱かせた。

その後二~三度、園庭で彼女に話しかけてみていたのだが、それを見とがめた彼女のクラスメイトの女の子たちが、

「ほかのクラスの子はこの子に話しかけちゃダメ!」

と、私をぴしゃりとはねのけ、彼女を連れていってしまった。

「ああ、幼稚園とはそういうルールになっているのか」

と私は寂しい気持ちで話しかけるのをやめ、残念ながらその女の子とはそれきりになってしまった。


手話というものがある!


やがて幼稚園から小学校低学年ごろ、ランドセルを背負った子どもたち四、五人が、口をあまり動かさずに表情と手を動かして「楽しそうに話している」と思われる光景をはじめて目撃した。私は興奮して親に、

「あの人たち、何してるの!?」と聞いた。

「耳が聞こえないから手でおしゃべりしているのよ」と親は淡々と答えた。

突如、以前の記憶がパッとよみがえる。「耳が聞こえない=話がうまくできなかったプールの女の子」だ。ということは……

聞こえない=うまく話せない
聞こえない=手で話す
ゆえに
うまく話せない=手で話す

「これだ!」と子ども心にストンと腑におちた。なぜ自分が聞こえる人なのだろうとすら思った。

家では声を出してはいけないと怒られる自分。

幼稚園では話し相手がおらず、楽しい気分の仲間に入れない自分。

それが、あんなふうに手で話ができるようになれば、きっと別人のようにぺらぺらと人との会話が自由に楽しめるようになるに違いない。そんな結論を導き出した。

「私はあの、手で話す方法を手に入れる」

このとき私は、そう心に決めた。

ひとりで手話は学べない

さらに進んで小学校四〜五年生のとき、母の実家で叔母の本棚に手話の本を見つける。ハニワの表紙の『わたしたちの手話』である。「花屋で働いているときに聞こえない人が来たことがあって、手話を覚えようと思ったのよ」と叔母は話していた。

覚えたかった手で話す方法が本に載っている！

興奮した私はむさぼるように読み、そのシリーズ本をあるだけ十冊くらいもらって帰った。

さっそく手話学習に取り組んだのだが、残念ながらほどなく、動きのある手話を、動きのない「本」という媒体から理解するのはむずかしいことがわかった。また、手話単語の一つひとつを覚えてみたところで、果たしてこれらをどのように言語としてつなげて用いるのかがわからないところが壁となった。さらに、覚えた手の動きがほんとうに正しいもので、会話としてきちんと通じるのかどうかを判断できる人もまわりにいなかった。

つまりこのとき、子どもながらに私はふたつのことを思い知らされたのである。ひとつは「ことばというものは、お手本を真似しなければ身につけることができない」ということ。もうひとつは「ことばというのは自分ひとりで覚えても無意味で、やりとりする相手があってはじめて成立するものだ」ということである。

結局、本から手話を学ぶのは無理だと断念し、「せめて動きのない指文字だけでも覚えよう。いざとなれば、まどろっこしいが指文字だけでも通じるかもしれない」と考え、今後いつ使うという当てもない指文字を熱心に覚え、それ以上は諦めることにしたのだった。

当時はまだ手話といえば、ニュース画面の隅の小さな窓の中(ワイプ)で手を動かす人をときどき見る程度であり、動きのある手話を見る機会は非常に限られていた。もっとも高校生のころにはＮＨＫの手話講座や手話ニュースが始まっていたのだが、そのころの私は手話どころではなかった。

今度は読めない

高校生になると、私は学習面、特によりにもよって「いちばん大事だからがんばれ」とハッパをかけられる英語で行きづまりはじめた。文字数が多くなってきた英単語の、並んでいるアルファベットの順序を覚えるのがむずかしく、場所をあちこち入れ替えて記憶してしまうために、なかなか英単語を覚えることができなかった。また、テキストの文字量も増え、文字が小さくなっていったため、いくら読もうとしても、私には文字がチカチカとちらつき、「○」と「—」が不規則に並んでできたごちゃごちゃした模様に見えてしまうので、一行ずつ目で追うのが困難になっていた。

気持ち悪くて定規を当てたり、紙で隠しながら必死になって読むのだが、そうすると、和訳をしようにも、どの単語がどこの単語にかかっているのかを把握するのがむずかしい。英語の学習にはとても時間がかかるようになり、予習も復習も間に合わなくなっていった。

焦った私は毎日必死で机に向かったのだが、高校一年の終わるころ、ついに感覚飽和によって体を壊した。目を開けていることができなくなったのである。

私は「何かが見える」ことによる視覚刺激に耐えられず、痛くてたまらないと感じた。学校には一～二か月間通えなくなり、退屈しのぎのテレビは目を閉じて音だけを聞いた。

「うまく話せない」うえに今度は「読めない」なんて！

ヒトとのかかわり方がわからないぶん、思考の世界や学問の世界、書物の世界を頼りにしてきたのに、読むことまでできなくなってしまった。私はいったい何者なんだろう。他のヒトと何も変わらないように見えるのに、なんで私ばかりこんな目にあわねばならないんだろう……。

半年もすると徐々に見る力は回復していったが、もはや無理をすることはできなかった。私は自分自身を信じることがまったくできなくなっており、また壊れるかもしれない恐怖や、自分が何者なのかわからない恐怖に覆い尽くされていた。こんなふうに精神的に不安定な自分が、大学受験に耐えられるとは思えず、結局、内部推薦で行ける系列の大学に進学することにした。たまたま大学付属校に入っていたことで、とりあえず大学に進学できて助かったと思う一方、受験に取り組むことができず、「十分にがんばって挑戦する」ということが叶わなかった自分に対し、先行きの見えない、死を背後に感じるような挫折と絶望を感じていた。

聞こえない学生のようにも、聞こえる学生のようにもなれない

大学に進学すると、さっそく私は、聞こえない大学生が中心となって集まり、活動している団体に所属した。彼らとともに活動するうちに、私は思惑どおり、会話として使える手話を自然に覚えていくことができた。ようやく念願の「声を出さなくても話す手段」を身につけたのである。これでようやく私も楽しい会話に入れるようになる。私は少なからず高揚していた。

しかし手話を覚え、憧れの「手話を用いる集団」のなかで二年たっても、快活で楽しそうに、すらすらと話ができる私は現れず、あいかわらず聞き役中心の生活は変わることがなかった。他の聞こえない学生たちを見ると、「これまで聞こえる人びとの集団のなかで孤立していたけれども、今では手話でおしゃべりができるようになった」ということで、充実して楽しそうであった。しかし彼らと同じような変化は私には起きず、残念ながら「集団のなかで楽しそうな話ができない自分」は、手話を覚えても消滅することがなかったのである。

私は愕然とした。

「私もああなるはずだったのに、なんで私だけ変われないの?」

私は聞こえない学生たちを羨ましく嫉ましく思うようになった。

一方その団体にいる数少ない聞こえる学生は、将来、手話通訳者や聾学校の先生になることを目指している人たちばかりで、積極的に要約筆記通訳や手話通訳といった情報保障活動をおこなっていた。しかし私は、そこでも劣等生であった。他の聞こえる学生たちのように通訳活動をしようにも、私の頭の中にはさまざまな刺激や感覚があっという間に飽和してしまい、混乱が生じるばかりで、ちっとも上達

しないのである。

また劣等感が刻まれる。他の聞こえない学生のようにも、聞こえる学生のようにもなれない。「いったい私は何者なのだろう……」。またこの問いが浮かび上がる。そして、そのような劣等感を払拭できず、居場所を得られぬまま、私は大学を卒業した。

2 話せない感覚

長年憧れていた手話というコミュニケーション・ツールを手に入れたにもかかわらず、私からはあいかわらず「話せない」という感覚がなくなることはなかった。でも手話でラクになった部分もたしかにあることはあるのだ。手話は何を補い、何を補えなかったのだろう。今回それを探るうちに、まずは私のなかに、大きくふたつの話せない感覚があることがわかった。

a……「意味のまとめあげ」段階におけるフリーズ

はじめての場所、はじめての人

ひとつ目は、「意味のまとめあげ」ができないことによって生じるフリーズである。これは手話をアシスト・ツールとして用いる以前の段階であり、周囲の人的・物的環境の情報を意味づけしながらインプットすることができず、反応できないために、話せない状態のことを指している。

はじめての場所、人、集団、知っているけど久しぶりの人、テンションの高いクラスメイトなどのなかにぽんと放り込まれたとき、私のまわりには突然、意味不明で大量の情報があふれる。そのため情報処理が追いつかずに感覚飽和(→p.057)となり、外界を把握できないので警戒し、不安や緊張が一気に高まる。そして「意味がわからない」という不安のままに、一歩ずつ変化する街の風景や道順、入った室内の様子、次々に変化する人の表情、手つき、体の動きなどを次々に写真記憶として撮りためていくことになる。

はじめての店内や室内、駅構内などの「物的環境」に対しては、たとえばエコーロケーション(→p.062, 176)によって、大急ぎで環境の意味不明さを払拭し、少しでも外界を把握しようと試みることもあるが、これもあまりに情報量が多すぎると役に立たない。家電量販店のように視聴覚ともに大量の情報があふれている場所だと、エコーロケーションどころではなく、感覚飽和で参ってしまい、視界を狭め、耳栓をして刺激の痛みから身を守るのに精一杯となってしまう。

一方、初対面の人といった「人的環境」を把握するのは、別の意味でむずかしい。これはすなわち他者の「キャラの把握(→p.108)」の問題である。4章でも、不動産屋さんのエピソードを通して見てきたように、よく知らない相手の所作からは、それらを操る他者の意図をひとつに確定できず、たくさんの可能性が想定される。1章では、たくさんの断片的な身体感覚をひとつの「自己紹介」にまとめあげる大変さを見てきたが、他者の断片的な所作からひとつのキャラ、さらには他者の意図までをまとめあげることにも、同様の大変さがあるのだ。

4章の不動産屋さんの例を踏まえ、その過程を整理すると、次のようになるだろう。

❶他者の所作が、断片的で意味不明なものとして侵入してくる段階
❷他者の所作のなかに反復して現れるパターンが見出され、ひとつのキャラとしてまとめあがる段階
❸キャラを把握することで、その人が世界に注いでいるまなざしを把握する段階

「言語どおりの内容」なら理解できるけど……

「この人はたぶんこんなヒト」と、他者のキャラや意図の可能性を見切り発車でひとつに決めつけることも、そのうえで自分の表現をその場で即決するといったことも、私にはできないので、「彼女は表面的には穏やかだが、もしかしたら本心はハラワタ煮えくり返っているかもしれない」「ちらっと目線をそらしたが、何か気分を害したかもしれない」

というように、他者の細かい所作の意図を判断することができずに私は凍りつく。簡単に言い換えれば、相手の細かい「行動のまとめあげパターン」がわからないから、意図がわからず、したがって相手の次の行動がどうなるかわからないため、自分の行動も決められない、ということである。

とはいえ私もいちおう消耗してバテるのを覚悟で、人と会っている際には相手に集中し、頭をフル回転させて、断片的なたくさんの細かい所作から意図を汲み取ろうと努力はしている。よって、相手が話している「言語どおりの内容」ならば理解できていると思うし、「たぶん相手はこんなふうに感じていそうだ」ということも、なんとなく推察できる。

しかし結局「その推察がたしかかどうかがわからない」という点が、私を不安のかたまりにし、フリーズさせる。そして他者と別れた後、脳みそフル回転の努力もむなしく意味が不確定なままになって

いる「他者の所作の断片的で大量の写真記憶」が、フラッシュバック(→p.088)として再生されることで、断片的な所作に侵入(→p.104)されたり、ヒトリ反省会(→p.090)をおこなったりする状態に陥ってしまう。

もし、

「あなたは楽しんでいるように見えますが、ほんとうのところどうですか?」

「さっきのセリフには力強い意気込みが感じられましたが、じつは社交辞令ですか?」

「展開が早くてついていけなかったのですが、五つ前の話題に戻ってもいいですか?」

と、自分の判断が正しいかどうかをそのつど相手に聞いて確認できるのなら、そのやりとりがどれだけ私のバリアフリーに貢献し、ラクになるだろうと思う。しかし、私の周辺をとりまく常識的社交の枠はそれを許さず、確認することができないため、相手の意図や感情の高ぶりぐあいを把握できないことになる。

さらに集団を目の前にした場合だと、個体としてわからないヒトの数が増えるうえに、わからないヒト同士が紡ぎだすやりとりが生じるわけであり、わからなさは相乗的になるため、その言動のやりとりを把握しようにもついていけず、フリーズすることになる。

大縄跳びに入れない

このように「意味のまとめあげ」段階で滞っている場合、その場にふさわしいと思われる発言の内容をまとめるのはむずかしく、さらには「どう応答すべきか」「どう話すか」「声は出せるか」「手話を使うか」という具体的な「行動のまとめあげ」段階にも進むことができない。

その結果、「普通のフリ」(→p.120)としてあらかじめ決めてある行動表出である「いつもの社交的笑顔」を取り繕って、楽しそうに見える人びとの会話をニコニコと傍観することになる。ときには「普通のフリ」でカモフラージュしきれず、不思議そうにしていたり、フリーズ丸出しの状態でぼんやりとしていたりすることもあるかもしれない。疲れて集中力が途切れ、しんどさのあまりスッとその場からいなくなることもあるだろう。

いずれにしろ、自分はその場に参加していない感覚があり、たとえていうなら、目の前で回されている大縄跳びに、入る方法もタイミングもわからず飛び込めない感じである。ほかにも「映画のようにスクリーンのむこうの届かない世界を見ている感じ」とか、「自分には無関係の世界をガラス越しに眺める感じ」「水中から外を眺める感じ」という表現を私自身もするし、当事者内でもよく見聞きしている。

b……「行動のまとめあげ」段階におけるフリーズ

だれに何をどう話すか

もうひとつの「話せない」感覚は、アウトプットの段階でフリーズする状態である。これは、外界が把握できて少し余裕があったり、なんらかの感情がとても高ぶっていたりするときに生じる状態である。

行き慣れた人的・物的環境や、静かで情報が少ない空間では、外界の意味をまとめあげる段階でフリーズすることがなくなったり、少なくなったり、把握時間が短縮されたりする。その結果、ややリラックスでき、自分が話す意志や感情がまとまりはじめる。

しかしいざ「話す」という「行動のまとめあげ」段階になると、私は毎回、その方法がわからないことに気づかされる。「何を」「どういうセリフで」「どのように」話すのかを決め、「話す」というひとつの行為にまとめあげることが、心理的にも物理的にも、とてもハードルが高いのである。

「何を」話したらいいのかまとめられない例としては、初対面の人に自己紹介をする羽目になった場合があげられる。『私は何者であるか』をどの角度でみずからを切り取り、どのように自己像を規定して表せばいいのか」がわからないのである。

生年月日・性別? 出身地・出身校? 趣味・興味? テーマとして日々考えている信念? 幼・小・中・高・大どの時点の私? 母親としての私? 障害を感じている私?……自分の切り取り方がたくさん思い浮かび、その場にふさわしい「自分のキャラ」(→p.119)をひとつに決めることができず、大まかな話題やテーマの設定段階でフリーズ状態となってしまう。

ほかにも「何を」話すかという大まかな話題やテーマは決まっているが、それを相手に通じる言語にするため、時間軸に沿って話の流れをつくり、ことばを選び、主語述語修飾語などなどを文法にのっとって並べるという作業に手間どり、まとめあげが間に合わないまま表出を迫られ、たどたどしかったり、内容が欠けていたりする表現になってしまうことがある。これは「どのように文を組み立てればいいか」がわからない例であろう。話すためのセリフをうまくつくれないというとわかりやすいだろうか。

セリフが決まっていても、それを「どのような」抑揚、間、大きさで発声するのかでまた滞ることになる。大声ではっきりと伝えなければならないとき、慣れた場であっても見知らぬ人がいるとき、集団のなかで話さなければならないときなどは、「この場に適した違和感のない自分の表出は、どういった在り方なのだろう」と戸惑い、選択肢がいくつも想起されて飽和し、とっさにひとつに決めることができずに途方に暮れる。

人はなぜ声を出せるのか

そしてどうも私の場合、この「どのように」話すのかというフリーズが、特に「発声」という行動に大きく表れるようなのである。表情がこわばったり動作がぎこちなくなったりという所作のフリーズも生じているのだが、いちばん差し支えるのは、胸が締めつけられてのどが緊張し、呼吸が浅くなり、声帯を閉めることができないといった、声にまつわる調整ができなくなることである。声が出せないというのはコミュニケーションという相互行為をただちに膠着させるため、自他ともに認める「問題行動」として顕在化しやすい。

なぜ人びとは「その場にちょうどいい発声」をやすやすと決定し、話をすることができるのだろう。私の場合は、「どのくらいの声量で?」「どんな声質で?」「声の高さは?」「しゃべり方は?」「どのようなイントネーションで?」「どのタイミングで?」「呼吸との兼ね合いは?」「どんな表情をしながら?」といった大量の決定すべき具体的な項目が毎回立ち現れ、それらの所作をすべて手探りで調整し、「発声」というひとつの行動に結びつけなければならない。これがほんとうに、ため息が出るほど負担なのである。

私にとっての発声は「人の何倍もの時間と労力を費やせば、人の何分の一かはできる」というきわめて燃費の悪い代物である。そしてこのような状態のときに手話が役に立つということは、もうお察しいただけるであろう。

毎日がリサイタル？

米山文明氏著『声の呼吸法』（平凡社）によれば、ことばや歌で表現される声の応用範囲はきわめて広いが、それらの変化のすべては、声の「高低」「強弱」「持続」「音色」の四つの基本に集約される。彼の著書には、「声をつくる原点は息のコントロールから始まりますが、呼吸の調節はかなり複雑な神経支配を受けており、それをうまく使いこなすには体全体の各部分の動きをどうするか、つまり姿勢（体位）のとりかたが重要な土台になります。しかも、生理的な運動機能と心理的な情動機能との動きが反射的に連動できるところまで訓練されないと、実践に役立ちません」（九三頁）とある。

これは、教師や歌手や役者など、声を生業とする人々に対応するように語られている話であり、ここで述べる「実践で役に立つ」とは、職業としての実践レベルを指していると読み取れる。

しかし私には「そうそう、おっしゃるとおり。そこまで意識しないと実践に役に立たないよねぇ」と深くうなずける。もちろんこのとき、私が思う「実践」とは日常会話である。つまり私は日常生活における発声の調整に、プロの声楽家並みの意識と苦労をともなっているようだと考えられるのである。ここに私の障害体験の量的な重さが現れているといえるのではないだろうか。

現在の私

現在は、ごく限られた人にしか会わないことで、私は自分の負担を減らすようにしている。手話を使ってもかまわない友人や知人、自閉圏当事者の集まり、私が相手の細かい所作や意図を十分に把握しており、関係の安定している家族などが私の居場所である。

そこでは、私が意味や行動をまとめあげられないことで、黙り込んだり、話し方がたどたどしくなったり、部屋にこもったり、声が出せなくて手話まじりになったりすることも、逆に外界把握ができて安心するにつれ、徐々に声が出るようになり、話せるようになったりすることも了解されている。このような「脱社交(=脱「普通のフリ」)」の表出が通用し、私のことを偽善的配慮で持ち上げることもなく、蔑視のまなざしで見下ろすのでもない関係。これが、私が存在できる居場所としての重要なポイントとなっている。

とはいえ――私は「人はきのうと同じ人とは限らない」という言い方をするのだが――ある程度慣れていて安心できる人や場所であっても、相手の表出=キャラもいつも同じとは限らない。前回会ったときは宝くじが当たって機嫌がよかったかもしれないし、今回は歯が痛くて不機嫌かもしれない。前回は好意的に私を見てくれた人も、今回は私のことを嫌いになっているかもしれない。

また、そこに集まっている構成メンバーが変われば、人はキャラが変わる。モノの位置が移動しているだけでもドキッとさせられて不愉快なのに、ヒトの変化というのはそれ以上に流動的でバリエーションが豊富で、読みづらい。

このような他者の変化に対して、一般的には無視してやり過ごしたり、微調整がきいたりするのかもしれないが、私の場合はこのような変化を感じとった瞬間、慣れ親しんだはずのいつもの環境が、まったく知らない環境になってしまったという恐怖を味わう。その場がどんな様子なのかという外界の「意味のまとめあげパターン」がほどける状態まで戻ってしまい、不安・緊張が生じ、すぐに行動の表出どころではなくなってしてしまうのである。

3 聞こえない人びとの文化によるアシスト

では、「意味のまとめあげ」段階と「行動のまとめあげ」段階の、ふたつの「話せない感覚」を踏まえ、それらに対して手話がアシストしてくれた点と、そうではなかった点について見ていこう。実は、正確に語ろうとすればするほど、漠然と「手話によるアシスト」とするのには不都合が生じてくる。正しく限定すると「私が過ごした一九九〇年代の聞こえない学生の文化によるアシスト」であり、ここからは、聞こえない人びとの文化やその歴史の一片とともに語っていくことになる。

a……「意味のまとめあげ」のアシスト

先述したように、「意味のまとめあげ」の段階とは、私にとって「手話をアシスト・ツールとして用いる以前の段階」である。つまり情報をインプットする段階では、聞こえない人びとと異なり、「手話のほうが音声よりわかりやすい」ということはない。なぜなら手話を読み取る作業とは、当然、視覚情報が増えることであり、視覚から情報を得るのが不得意な私には感覚飽和(→p.057)が起きやすくなるため、正直なところ、音声言語の聞き取りよりも不利なのである。

よって、音声言語が視覚言語に「代わる」だけでは、意味のまとめあげの向上は期待できず、楽しい会話に入るところまでにはおよそ至らない。むしろ、おいてけぼり度は音声言語のときより悪化する局面も生じてしまう。相手が親しくない人で手話の所作(癖)のパターンがわからないときや、相手の話が長くなるときなどには、早々と感覚飽和に陥り、まるでちんぷんかんぷんの外国語を聞くように、手話の言語としての意味が解体し、ぱちゃぱちゃとした単なる素早い手の動きになってしまうのである。

しかしながら、それでも、聞こえない人びとの世界のほうが圧倒的に私の「意味のまとめあげ」においてアシストとなり、バリアフリーで居心地がいい面がある。

複数の情報による情報保障

アシストの第一点目は「情報保障」である。聞こえない世界における情報保障とは「音声情報(言語)を視覚情報(言語)に代える」ことであり、大きく分けて「手話通訳」と「要約筆記通訳」のふたつになる。

聞こえない人がいることを前提とした環境では、このふたつの情報保障が成されることが基本になるため、私はとても助かっている。ただし、手話通訳と要約筆記通訳がそれぞれ私にアシストしている内容は異なっている。

①手話通訳——「複数の言語情報」で意味を絞り込む

手話通訳の役目は、聞こえない人たちにむけて、《「同一内容」に対し「同時性」をもって「代替の言語情報」を保障すること》であるといえるだろう。しかし、私は聞こえない人たちとは違う切り口で手話通訳をとらえて、アシスト・ツールとしている。それは、《「同一内容」に対し「同時性」をもって「複数の言語情報」を保障すること》である。

先ほど、情報のインプットにおいて視覚言語を音声言語の「代わり」とするのは、私にとってむしろ不利であると述べた。しかし「代わり」として用いるのではなく、音声に手話がついて、「両方を同時に」表されたとき、不思議にも、情報が増えているのに感覚飽和にはならず、急速な意味理解へとつながるのである。これはなぜか。

私には音声言語が「聞こえてはいるが、意味の把握に自信がない」という状況が多々ある。そんなときに音声と同時に手話といった視覚情報も入ってくると、同一内容が別の表現方法で多角的に示されることになる。これによって文章の意味を正確に絞り込むことができ、「ああ、たしかに私の把握した意味は正しいな」と内容を確認できることになるのだ。

これはとても私を安心させる。つまり、音声の代わりに手話を用いるだけでは、言語情報は単一のままなので私のアシストにはならないが、複数の表現方法で示されることで、音声言語と視覚言語のそれぞれが、まるでふたつのスポットライトであるかのように話す内容に光を当て、ふたつの光の重なった部分が、より鮮明な内容の意味を浮かび上がらせる、という状態になる。

そのため、やや専門的になってしまうが、手話通訳がアシストになるのは、より視覚的なイメージに変換された手話通訳が用いられるときであるといえる。音声言語からなるべく遠い視覚的な言語のほうが、別言語としての差異が明確になり、内容をチェックし、絞り込むよい手段となるからである。

逆に、日本語に縛られたままの、「音声言語の直訳」的な手話通訳になればなるほど、私には同一内容が「時間差」で繰り返されるだけの雑音にすぎなくなり、感覚飽和になるため、かえって意味がわからなくなる。こういう手話通訳のときは見ないほうがいい［★1］。

また、話者の音声に含まれる感情の機微も、絶妙に表情に置き換えることができる手話通訳者というのがときどきいるのだが、このような手話通訳者に当たったときは劇的なアシストとなる。私にとっては言語的な内容よりも、感情や意図のほうがわかりにくくて不安であることが多いので、このような手話通訳者の〝感情の通訳〟とでもいうべきものがあるときは、「話し手の感情は自分が受け取ったとおりである」ことが確認できることになる。こんなときは不安が解消されるだけでなく、ウキウキとした「わかる喜び」「人とつながる喜び」に変わっていく。そのため、感情の通訳が上手な手話通訳者に出会うと、その人は私の「ひそかなお気に入り」となる。

とはいえ、この感情の通訳が「適切に」おこなえる手話通訳者は少ない。たいていは、話者と比べて

★1——聞こえない人が用いる手話は、大きくふたつに分けられる。音声言語としての日本語を話しながらそれに手話を添えていくかたちをとる「日本語対応手話（シムコム）」と呼ばれるものと、視覚言語としての独自の文法に則った「日本手話」と呼ばれるものである。そしてそのあいだを埋めるように、各々のもつ生い立ち、価値観、所属しているコミュニティや生活環境によって、個々人がさまざまな手話のスタイルをとっている。実質的には、手話は日本語対応手話から日本手話までのスペクトラムになっているといっていいかもしれない。これは音声言語から視覚言語までのスペクトラムとも言い換えられるだろう。手話を用いるスタンスも、「相手がどんな人でも私はこの手話を使う」とひとつに決まっている人もいれば、何パターンかの切り替えができ、相手によって使い分けている人もいる、というのが現状である。

一九九〇年代、私が学生として聞こえない文化にかかわっていたころの、インテグレーション（統合教育）を経た聞こえない学生のコミュニティでは、「日本語対応手話」もしくは、日本語対応手話と日本手話の「中間的な手話」が使用されることが多いとされ、実際にそうであったと思う。一〇〇％ネイティブの「日本手話」を見ることはまれであった。

感情の表現が一本調子で、ずっと笑顔かずっと無表情だったりする。そのような手話通訳者の感情の通訳は違和感にしかならず、かえって「私が話者から受け取っている感覚は間違っているのかな」と不安にさせられる。

もちろんここでいう〝感情の通訳〟は、聞こえない人たちの一次的なニーズではないことを断っておかなければならない。あくまでも手話通訳の第一義は正確に内容を伝えることである。感情の通訳は二の次であり、また手話通訳者の主観が入りやすいところなので、十分に気をつけねばならない点でもあるだろう。

②要約筆記通訳——保存性が高い

情報保障のふたつ目である要約筆記通訳とは、音声を文字変換する情報保障である。一〇年前は手書きが主流で、ＯＨＰで映し出されたりノートに書いたりしたものだが、今ではすっかりパソコン主流となり、スピードアップがはかられ、同時性が高くなっている。

この通訳があると、話している内容が瞬時に消えていかず、長めにとどまるという保存性が保障される。そのおかげで「聞くだけ」「見るだけ」の状態よりも、じっくり、自分のペースで内容を確認することができる。「意味のまとめあげ」がゆっくりである私にとって、この要約筆記通訳は、話者の言葉が音声言語か視覚言語かにかかわらず、たいへん助かるツールとなっているのである。

問い返しＯＫの文化

聞こえない人びとの文化が私の「意味のまとめあげ」においてアシストしている第二点目は、「わからないときは問い返してもいい関係」である。

ほとんどの聞こえない人は、聞こえる人びとという多数派に囲まれて学校生活や社会生活を過ごし、「聞こえないからわからない」というディスコミュニケーションを経験している。すなわち彼らは私と同様、「意味のまとめあげ」ができないという経験を共有している人びとであるといえる。

私が過ごした一九九〇年代の聞こえない学生の団体は、大半がインテグレーション（統合教育＝聾学校ではなく聞こえる人々がいる、いわゆる「普通校」に通うこと）経験者であり、大学生活においても情報保障がなく、授業の内容がわからないという困難をかかえていた。そんな彼らが、手話サークルなどで手話学習をする聞こえる学生に働きかけることばとして、「手話がわからないときは、わからないと問い返そう」というものがあった。「何？ もう一回言って」「わかりませんでした。どういう意味ですか？」「その手話、何？ 読み取れないんだけど」「いま何の話してたの？」「ゆっくりお願いします」「それってつまりこういう意味？」といった率直な「問い返しＯＫの文化」が存在し、ディスコミュニケーションを前提として、確認しつづける空間があったのである。

聞こえる人同士の世界と比べると、聞こえない人びとの世界には、この「問い返しＯＫ」のコミュニケーション・ルールを採用している人が多く存在しており、実はこれが私を大いに助けている。私の場合は単純に手話が読み取れないというだけでなく、手話は読み取れるけれど、内容、文脈、おもしろさがわからないというレベルのことも多い。しかし、この問い返しが許される環境のなかでは確認作業が可能になり、「わかる」ようになるのである。

「ろう文化宣言」の余波

一九九五年、「ろう文化宣言」が打ち出されたとき、私はまだ在学中であり、聞こえない学生のコミュニティのなかにいた。「手話は正式な言語である」という提言や、デフファミリーおよびろう学校出身者などを母体とする「視覚言語としての日本手話」を用いるコミュニティを、独自のマイノリティ文化であるとする主張は画期的であり、日本の聞こえない人びととそれをとりまく世界に一石を投じる大革命だった。

それから一〇年以上たった今日、さまざまな問題をかかえながらも、聞こえる世界における手話やろう者の認知度はめざましく向上した。現在は日本手話を用いて授業をおこなう学校も設立されるに至り、この一連の運動に対して、私は敬意を表している。

ただ個人的な体験として、この「ろう文化宣言」が当時の私に何をもたらしたかについて、少し語っておきたいと思う。

「ろう文化宣言」の前からじわじわと、ろう社会人である先輩方の思想は聞こえない学生たちのなかに浸透し、彼らは強烈にその影響を受けた。

「日本語対応手話で音声を出しながら話すなんて、聞こえる世界に迎合する態度だ。そんなのおかしい」

「これからは声を出すのをやめよう」

それまで聞こえない学生たちの公用語は、音声言語としての日本語と手話を同時併用するものだったが、ある日を境にして、みるみるうちに音声をともなわない手話へと変化していった。はじめはただ音声をともなわなくなっただけで、音声言語の文法や単語をベースにした手話のままだったが、ほどなくそこに視覚言語としての文法や単語が次々に投入され、手話が変化していったのである。

当時の私は、音声としての日本語と同一内容の手話が同時併用されることで、聴覚と視覚という別の角度から切り取った複数の情報を得ることができ、意味が絞られていた。そのおかげで、楽しく盛り上がる会話にまでは入れずとも、音声だけのコミュニティにいるときより話者の内容は把握しやすくなっていたので、公用語が視覚言語のみになってしまうというこの変化は、かなりの痛手となった。

また、「わからなかったら問い返す」という雰囲気も変化していった。

「ろう文化宣言」がそこまで意図していたかどうかはともかく、独自のマイノリティ文化を主張し、それを貫く姿勢は、「手話がわからないのは、わからない人が悪い」「わからないんだったら聞こえる人が勉強して、こちらの言葉を覚えるべきだ」という態度を、多かれ少なかれ聞こえない学生たちにももたらした。結果的に、手話や内容がわからなくても問い返しづらい雰囲気を、私は肌で味わうようになった。

こうして「複数の情報による情報保障」「問い返しOKの文化」という私の二つのアシストは、聞こえない学生たちの世界から大幅に消失していったのである。今思えば、当時の聞こえない学生たちのなかには、ろう者としてのアイデンティティを誇りをもって打ち出した先輩たちへの憧れと、そこからはじかれてしまうことへの焦りから、視覚言語としての手話を学びはじめたという理由もあったのかもしれない。

当時、この新たな波の到来による、さらなるおいてけぼりに慌てた私は、大急ぎで聞こえない学生たちが覚えはじめた「視覚言語としての手話」を学んだ。視覚的空間把握に弱く、概念や思考は音声による内言語によってがちがちに構築してきた私には、視覚的概念で考えるという感覚がわかるようになるまでにずいぶんと時間がかかった。

そしてある日、それがわかったときには、同時に、「視覚言語としての手話」の習得における自分の限界も理解することとなった。それ以来、私は自分の使える範囲の手話を使っていくことに決めたのである。

その後、社会人になって、聞こえない学生たちの傾向はさまざまに分かれた。ろう文化の世界に飛び込んでいった者、ろう文化には属さない「インテグレーション経験者」というコミュニティにアイデンティティをおく者、聞こえない世界と聴者の世界の両方を知る者として、どちらに対しても寛容に、橋渡し的な立場で歩みはじめた者、聞こえる聞こえないにとらわれない趣味の世界でつながりはじめた者……、それぞれが自分に合った立場を模索し、暮らしている。

そのようななかで、今も関係が続いている聞こえない友人知人たちが私と話をするときの手話は、ほんとうにまちまちである。「聞こえる人に対しては音声言語に近い手話を用いて声も出すが、聞こえない人同士だったら視覚言語に近い手話を用いる」と使い分けている人、聞こえる人に対しても視覚言語の手話を用いる人、手話は使わないで音声言語だけで話す人、筆談を用いる人などなど、それぞれのスタンスでコミュニケーションをとっている。

彼らの音声や手話が私にとってわかりやすいこともあれば、わかりにくいこともある。しかし関係が続いている人びとに共通するのは、みずからが経験してきたディスコミュニケーションの寂しさや孤独感などのつらい感覚を忘れずに、なお、聞こえる者とのコミュニケーションを諦めない、理解しあおうとする態度であると断言できる。

私をよく知る聞こえない友人たちは、さまざまな局面で意味のまとめあげができずにフリーズする私に手話で、「今の話わかった?」「彼女はこう言ったけど、ほんとうはこう思っているのよ」「これとこれはあなたが食べていい分よ」と通訳してくれている。そこには今なお、感情の通訳を含めた「情報保障」と「問い返しOKの文化」が存続している。

b……「行動のまとめあげ」のアシスト

「話せない自分」を許してみたら

大学を卒業して一〇年後に「アスペルガー症候群」という診断をもらった私は、アスペルガー症候群や自閉症スペクトラムという概念を得て、ようやく「某《なにがし》かの者」として、安定した立ち位置への第一歩を踏み出した。またその新しい概念によって、これまでの「話せない自分」にも、なんらかの理由が存在する可能性が高くなってきた。

ならば、「自分は聞こえる人のくせに」「手話は聞こえない人のことばだから」「私なんて手話通訳もできないのに」と手話を遠慮がちに使うのではなく、いっそ「話せないことは自分の障害である」と認めてしまい、そのうえで手話を「私のコミュニケーションをアシストするツール」として堂々と使うことにしよう。そう思うようになった。

それ以来、私は相手が聞こえる人だけの場所であっても、手話ができる人がいるなら手話を使い、手話を読み取って音声化する通訳もしてもらいながら、自分のことばとして手話を積極的に用いるようになった。また声もムリヤリ出すことはせず、その時々の出る出ないに任せることにした。

するとほどなく、あることがわかった。それは、私の声の出せる度合いは、時々刻々と移り変わる人的・物的環境によって「秒単位で」といえるくらい繊細に変動している、ということだった。

大雑把に「緊張によってのどが締めつけられて話せない」という認識はあったのだが、思っていたよりもずっと、私の声は私の緊張度の精密なバロメーターになっていたのだ。さっきまで普通に話せていたのに、知らない人が加わった瞬間にたどたどしい話し方になってしまったり、全然話せなかったのが、話を聞いていて大笑いした後から少しずつ声が出るようになったりといった具合だ。発声器官をつかさどる筋肉は、私が緊張を自覚するよりも早く私の環境に対する緊張度を反映し、きわめて正確に、細かく、声の出せる度合いを決定していたのである。

私の発声グラデーション

このように発声状態はグラデーションとなっており、大きく分類すると、

❶手話も声も使えずまったく話せない状態
❷声は出ないが手話だけを用いて話せる状態
❸手話と一緒にたどたどしい声を出して話せる状態
❹人並みに声だけで話せる状態

の四段階になる。

❷と❸の段階は、これまでの声だけを用いていた表出だと「話せない」「話し方がわからない」になってしまい、おとなしく黙っていた状態である。しかし手話を用いることで、この部分が「声に頼らなければ話せる」状態にシフトした。つまりコミュニケーション可能な状態が圧倒的に増えたのである。これは私の自由度をかなりアップさせた。

しかもそれだけではないようだ。友人から見ていると、手話で話しているときのほうが、音声言語で話しているときよりもずっと、会話の「大縄跳びに入っている」ように見えるらしい。会話のリズムに乗っていく感じや、意気揚々とした感じがあるという。

たしかに手話で話しているときのほうが、音声で話しているときと比べて、いくらかではあるが他者から「見えている人」になっている気がする。これを話の輪に入っている感じというのだろうか。

また、❸の「手話と一緒にたどたどしい声を出して話せる状態」における声の変化も、緊張度によってグラデーションになっていることもわかった。

もっとも緊張度が高く、声が出せるかどうかがギリギリのときは、手話を用いながら、のどに力を入れて絞り出すようにして無理に声帯を閉め、なんとか、「声」というより「音」というようなものを出すかたちになる。この段階では、音を出すことだけでいっぱいいっぱいであり、先述した声の四つの基本要素である「高低」「強弱」「持続」「音色」のどれにも意識を向けることができず、調整することができない。その結果、平坦で抑揚がなく、とぎれとぎれで声量の乏しい、五十音が不明確な発声となる。

徐々に緊張が解けてくると、意識しなくても段階的に声帯を調整できるようになっていく。イントネーションや音量が整いはじめ、呼吸とのタイミングも合い、緊張度がもっとも低くなった段階では、舌だけがうまく調整できない。母音はつくれるのだが子音の調整ができないため、五十音が不明確な状態が残る。

このような私の話し方は、まだ十分に話すことの調整がままならず、うまく話せない幼児の、舌ったらずで五十音がときどき不明確になったり、言葉を乗せるために吐き出す息が荒かったり、声量が必要以上に大きかったり、甲高かったりする話し方にも似ている。

発声も、聞こえない人たちがお手本

このような段階的な声の変化が自分のなかにできあがった理由は、多くの聞こえない学生たちと知り合ったことにあると思う。

4章で見たように他者の所作に乗っ取られやすい私は、はじめはたしかに「侵入」されるかたちで、聞こえない学生たちの話し方を真似することになった。この侵入に対し、これまで私は、「私以外の聞こえる学生は、聞こえない学生たちの手話は真似しても、発声まで真似することはないのに、なぜ私はそこまで真似してしまうのだろう。真似しすぎなのではないか」と、我ながら不可解であり、自分を怪しんでいた。

でも今回、当事者研究をしていくうちに、ひとつの答えにたどりついた。それは、発声まで真似してしまうのは、自分のなかに無意識のうちに同じ感覚を探り当てていたからだということだ。彼らとともに活動するうちに、実はいつのまにか「自分もこのような発声方法を用いればいいのだ」「こういう発声もアリなのだ」と、自分の発声のモデルとして記憶していたのである。

聞こえない人々は、聞こえの具合が人によってさまざまなので、話す訓練の結果として習得できる音声も人によって異なっている。声帯の閉め方がわからず音そのものの出し方からわからない人もいれば、イントネーション（高低）まではわかるけれど子音の舌の動かし方がたどたどしい人もいる。一方私も、「話すことに対するわからなさ」においては、聞こえない人々と質的・量的ともに同じなのではないかと考えている。ただ、私の場合は緊張の度合いによって、発声のわからなさがスペクトラムで刻々と変化し、発声器官をどこまで操れるかが変わってくるのである。

まだ聞こえない学生たちが声を出して手話をしていたころ、多くの聞こえない学生たちの話し方を聞いて、さまざまな発声方法のお手本が私のなかにストックされていくうちに、どうやら私は、自分の声の操れない度合いによって、「声帯が閉まらないときは、MさんやTさんの発声が、ちょうど自分の出せる感じに合う」「舌がうまく動かせない状態になってくると、AさんやRさんの話し方が自分の感覚に合っている」というように、バラバラの情報を段階的に並べかえて、自分のものにしていったのだろう。そうすることで、自分のなかにあるそれぞれの話せない感覚に、一対一で対応するちょうどいい発声方法を決定していったのである。

「侵入」から「取り込み」へ

これでもう、発声器官の緊張具合が変化するたびに、「大量の行動の選択肢が羅列してしまい、どのような話し方をすればいいのかがわからなくなり、まったく話せない」という状態まで舞い戻らなくて済む。Mさんモデルから A さんモデルの発声にシフトすればいいだけだからである。

つまり真似ではなく、参考にしただけでオリジナルのスペクトラム使用だといえるだろう。もし真似しているだけならば、自分のなかにこんなにも確固たる「この発声のスペクトラムも自分の表現だ」という自信があるわけがない。

もし聞こえない人の発声モデルが一人だけだったら、違和感を覚え、侵入レベルで終わってしまい、自分のものにはならなかっただろう。たくさんの発声モデルと出会えたからこそ、私のなかで発声のスペクトラムができあがったのだ。

このようにはじめは〈侵入〉による真似から始まるものの、自分の感覚にぴったり合うため、自分のなかで練り直し、自分の「行動のまとめあげパターン」として採用することがある。これを〈侵入〉とは異なる〈取り込み〉という言葉で使い分けよう。

4章で見たように、〈侵入〉の場合は、「自分のもの」とするには明らかに違和感がある。心身［★2］ともにNOと判断することもあれば、どちらか片方だけが拒絶することもあるのだが、いずれにしろ〈侵入〉とは、私の意志とは関係なく感覚や記憶に食い込んでくる様子のことを述べている。

一方〈取り込み〉の場合は、心身ともにOKを出すときのみに起きる。動きに付随する細かい文脈や意図のすべてを「取り込む」ことで、自分のなかに「かすかにある」感覚が増幅され、「たしかにある」感覚にかかわるのであり、そこには違和感ではなく承認の喜びがある。

質的には同じでも量的に異なる

ここまでお話しすれば、「そんなに声を出すのが負担に感じるのだったら、手話が必要だと思うのも無理はないね」と理解を示してくださる人も増えるかもしれない。その一方で「そのくらいの話せない感覚だったら私にだってあるわ。大げさなんじゃないの?」と思う方も少なくないかもしれない。

そのような方には「たしかに話せない感覚はあなたにもあるだろう。でも、あなたはこれまで手話を覚えたいと思いましたか。筆談を用いてきましたか。声以外の代替表現を切実に必要とするほど、話せないことに困難を感じていますか」といま一度、問い返したい。

つまり、多くの人々の場合、あなたと私の困難さは「質的に同じでも量的に異なる」のではないだろうか。この視点は本書においてもっとも大事な点のひとつなので、ぜひ注意深く考えてみていただきたい。

もしあなたが、

「どうせ私と同じ程度のくせに、大げさなんじゃないの?」

ではなく、

「ああ、私の『あの話せない感覚』の延長線上に、『この人の話せない感覚』があるのね」

と考えてくださるならば、それが何よりも心強い理解となるのである。

★2――ここでいう心身であるが、まず「心」については4章で述べた司令塔のようなものを想定している。また「身」のほうは、たとえば「発声がむずかしい」など身体的な制約を意味している。

4 手話歌でうたえる

「声の代わりを求めて」を語るこの章の最後に、手話歌について話そう。

私には声が出ないことに付随するもうひとつの劣等感がある。それは「歌えない」ことである。小さいときは聞くも哀れなハスキーボイスで音程の幅も狭かった。幸か不幸か、たまたま私の両親は大学時代に合唱サークルで活動していたため、腹式呼吸や姿勢、発声法など、私に対して徹底的に訓練(リハビリ?)を施した。それが功を奏し、小学校三年生のときには歌声のひどさはあまり目立たなくなったが、劣等感は消えなかった。今でも歌うとすぐにのどがひりひりと痛むこと、声量のなさ、貧相な声質は、歌う私に満足感を与えない。

そのような私の劣等感を払拭するにあたって、手話歌が何か大きなヒントをはらんでいることはたしかで、手話歌は長年、私にとって気になる存在だった。

棒読みの手話歌はイヤ

とはいえ、手話歌を目にする機会が年々増えつづけるなか、「これは手話歌ではない」という不愉快さばかりを私は味わっていた。手話歌をする人とは多くの場合、手話学習初心者の聞こえる人々であり、手話が手の運動でしかないことが多く、さしずめ「棒読みの手話」状態になっているのである。歌に手話がともなっているだけで、「手話が歌になっている」わけではない。

学校における子どもたちの発表の場合は、「手話を知らない学校の先生が教え、子どもたちは、よくわからないまま思い思いに覚えたのだろうな」とすぐわかるくらい、おおむね手話が間違っている。このような手話歌からは「パフォーマンス&お遊戯としてお手軽な手話歌」「福祉的な大義名分を果たす手話歌」「ことばとしての正確さを無視する手話歌」という、手話歌に対する侮りが感受されてしまうのである。

一〇年ほど前、私のまわりの聞こえない友人たちの多くは手話歌に対して、

「歌なんて別に私たちには関係ない。聞こえる人たちが少しでも手話に親しめるなら、聞こえる世界のルールで好きにすればいい」

「私たちも私たちのルールでカラオケに行ってうたう。そこに聞こえる人が入ってきて、音楽として正しいかどうかをとやかく言い出したら迷惑。お互いかかわらなければいい」

と、「我関せず」な意見を表明した。

しかし私には納得がいかなかった。声や歌の代わりとして、手話のほかにもピアノやダンスといった、声以外での表現方法に必死にしがみついてきた私にとって、「これぞ手話歌」というものが見つからないことに、不全感がおさまらなかったのである。

見つけた! メロディのある手話歌

二〇〇六年一二月、ろう者の女優・ダンサーとして活躍されている大橋ひろえさんの行う「手話歌(サインソング)ワークショップ」の発表会を見に行った。アメリカでろう者演劇やダンスを学んだ彼女の手話歌は、ダンスと手話を融合させた表現になっており、私はやっと理想の手話歌を見つけたと感じ

た。たとえるなら、歌って踊るミュージカルのようでもある。

舞踊の所作のひとつに「あてぶり」という、歌のセリフのとおりに踊る方法がある。たとえば「月を見る」という歌詞があれば、実際に手をかざして見上げる動きをするなど、歌詞に合わせた(あてた)ふりをつけて、お芝居のような動きをすることである。日本舞踊やミュージカルなどでは一般的な表現方法であり、ジャズダンスを長年続けていた私はこのあてぶりがとても好きなのだが、大橋さんの手話歌はそれに近いものだといえる。とはいえ手話を用いることで、より言語に忠実な動きであるため、それはやはり「ダンスというより歌」といえる表現に仕上がっている。

二〇〇七年三月になって手話歌のワークショップの第二弾が開かれ、今度は実際に参加してみた。そしてこれまで見てきた手話歌への物足りなさと、大橋さんの手話歌から得る満足感との違いは何かを考えた。

大橋さんが耳でわかるのは音の強弱くらいだという。ダンスをつくるときは、実際に歌手がうたっている映像を見て、歌い手の体の動きから歌が強調している部分を把握し、それをもとに振り付けたりするのだそうだ。

米山文明氏は先の『声の呼吸法』で、「「歌は表情をもった呼吸である」」とか、「歌は節をつけた呼吸である」」と言われるように、「歌をともなった行動やしぐさとは、呼吸のリズムと動作のリズムが一致すること」(一一三頁)であるとしている。大橋さんの手話歌の創作方法はこの理にかなっており、まずうたう様子を見て、視覚的に呼吸のリズムを把握し、それと一致する動作のリズム=手話にもとづいたダンス表現をつけることで、歌という運動をダンスという運動に変換しているのだといえそうである。

こうして考えると、今まで見てきた聞こえる人のつくる手話歌は「歌詞」だけを手話に変換していたに過ぎなかったために、「棒読みの手話歌」に見えたのだと思われる。物足りなかったのは音楽の要素である「メロディ」や「リズム」を身体表現に変換していなかったからであり、そのため「こんな手話歌では、聞こえない人に〝歌の楽しみとは何か〟が伝わらない」という不満が消えなかったのだと思う。

大橋さんの表現は、手話で歌詞を伝え、さらに歌の呼吸と合わせたダンスの動きによって、メロディやリズムも伝えるものになったと感じられ、これでやっと「一〇〇%視覚的にうたう歌」になったという満足感がある。またそれはすなわち、これでやっと思う存分、感情の表現が可能な歌になった満足感である、とも言い換えられる［★3］。

動きを「取り込み」、気持ちを感じる

大橋さんの手話歌には、手話にダンスの要素を上手に融合させる点や、音声言語を鮮やかな視覚的表現に変換させる点など、「なるほど」と感心させられ、学ぶところが大きい。

しかし私にとって、彼女から手話歌を教わる際にいちばん大事なことは、手話を覚えることではない。私がもっとも大切にしていて、なおもっとも楽しんでいる部分は、お手本である大橋さんがこの歌

★3——音楽の三要素は「メロディ」「リズム」「ハーモニー」であるが、大橋さんは複数名で手話歌をおこない、パートごとに振り付けを変え、それらを組み合わせることで、豊かな「ハーモニー」もつくりだしている。

いるかといった意図や所作を把握し、どのような感情を、どういった表情や体の動きで表現しているかといった意図や所作を把握し、「細部にわたり、細かくそっくり取り込むこと」である。

なぜなら私の場合、意味や行動のまとめあげがゆっくりなので、その歌にどういう気持ちをこめて動けばいいのかわからないからである。これはとても不安なことで、彼女の表現を見ることができないと、楽しみのために通っているにもかかわらず、「こわい。わからない」と落ち込みはじめることになる。もし、「手話を覚えたあとは、好きな感情を乗せて自由に表現してね」と丸投げされたら、私は脅威と感じ、怯え、途方に暮れて、次回から行かれなくなってしまうだろう。

そのような私にとって、彼女がときどきデモンストレーションしてくれる表現は、不可欠なお手本となる。一曲のなかのそれぞれの歌詞に、彼女がどのような喜怒哀楽を乗せるつもりで振り付けをしたのかを、私はひとつも見逃すまいと集中する。

たとえば「笑顔が足りないよ！」と大橋さんはいつも私たちに言うが、一口で笑顔といっても、曲によって表される彼女の「笑顔」は全然違っている。「風になった気分で、〝泣かないでね〟と語りかける気持ちで」と説明してくれる大橋さんが表す笑顔は、おだやかに慈しむ笑顔であり、また「涙の数が増えるほど強くなる」と励ます歌詞の笑顔は、元気で快活なエネルギーにあふれる笑顔だ。

そのような細かい所作を全部「取り込む」ことが、私にはなによりも大事な作業なのである。お手本の表情をつぶさに取り込み、それをそのまま真似て行動にうつす。そのときはじめて、私のなかで意味がまとめあがり、

「ああ、こういう気持ちなんだ！」

とわかるのである。ここでようやく私は振りうつし作業を完成させたことになる。

その後は俄然楽しくなって、「その気持ちをもっているキャラ」になりきることができる。先ほど述べたように「取り込み」では、行動も文脈も意図もすべてを自分のものとするので、取り込んだあとは、自由に操ることができるようになるのである。これが私の手話歌のいちばんの醍醐味である。手話やダンスをつけてもらうだけだと、私にとっての振りうつし作業はせいぜい三分の一にしかならない。

テレビに出るタレントや役者を見ていると、役に成りきっているときは達者だが、番組宣伝のためにバラエティに素の状態で出されたときだと、おもしろくもなんともなく、自信もなさそうな人がいる。実際、「演じているときこそが自分という気がする」という役者の話もよく聞く。そのような人たちは私と感じ方が似ていて、ふだんの自己表現をまとめることは苦手で、役としてキャラクターを細かく設定されたときに人格がまとめあがり、自由になる。そういうタイプの人なのかもしれないと思う。

大橋さんの手話歌からは、楽しさ、うれしさ、せつなさ、悲しさ、愛しさなどの感情が伝わり、また、動きの大小・強弱・なめらかさ・激しさなどによって、感情の強弱も表され、たいへん豊かな身体表現となっている。その表現を見習って、このワークショップでは、聞こえる聞こえないにかかわらず、各々が手話歌によるそれぞれの表現に挑戦しており、だれもがそれを楽しんでいた。

私はパフォーマンスとしてだれかに見せるためではなく、一人のときでも、出せない声の代わりとして手話歌をうたう。発声に困難のある私が満足できる手話歌の表現を確立してくれた聞こえない表現者に感謝している。

6章 夢から現《うつつ》へ

どうやら私は「不思議ちゃん」ぶってるわけではないらしい。私が自分自身についてわからずに不安になり、自信を喪失させてきた事象のすべてには、ちゃんと理由があるようだ。「いったい私は何者なのだろう……」。その答えは、「人よりも身体の内外の感覚を細かく大量に感受する者」であったということができそうである。だとすれば、これまで他の人には理解されず、「そんなことあるわけないんだ。感じている気になっている私はきっとどこかがおかしいんだ」と思ってやり過ごそうとしてきたさまざまな感覚も、「ないもの」ではなく、「あるもの」として認めていいことになる。

これは私に少しだけ前向きで明るい世界をもたらす。私が見えているもの、聞こえているもの、感じているものはたしかに「在る」。そうとわかれば、私をとりかこむ世界は「わけのわからない闇雲な世界」ではなく、感じているままのすべてを信じていい、クリアーでわかりやすい世界として、がらりと変化する。

この章では、これまで述べてきた当事者研究を踏まえて、みずからの世界を、不安定で闇雲な世界としてではなく、たしかに在る世界として肯定的にとらえなおしてみる。

1 東洋医学との接点

1章では、私の場合、「細かく大量にあふれる身体内部の感覚を絞り込み、〈身体の自己紹介〉〈したい性〉〈具体的な行動〉をまとめあげるまで」の作業が人よりゆっくりである、ということを見てきた。これは裏を返せば、身体内部の訴えるたくさんの感覚をそのままダイレクトに、しかも精密に感受することができる、ということでもある。

「ここを押して」という体の声に振り回される

日常生活における負荷が最大だった中学・高校時代の私は、日ごとに原因不明の具合の悪さが心身ともに積み重なってへとへとになっており（いま分析するなら2章で述べたように「感覚飽和の渦のなかで、無理して人並みの生活をして、実際は人より圧倒的に疲れているのに、それに気づかなかった」ということかもしれない)、体のあちこちからの差し迫った自己紹介に日々わずらわされていた。

当時の私は、眼精疲労、肩こり、消化不良、空気を呑んで胃腸にガスが溜まるなどのほか、慣れない人的・物的環境にいることで、声帯の動きだけでなく、腸の動きもよく止まり、結果、おなかに溜まった空気が動かなくなりやすく、ひどくなると猛烈な腹痛を引き起こしていた。

私は体調の悪さのために、身体をケアすることに毎日二時間ほどを費やさざるを得なくなった。手の親指や棒状のもので、体の各部所をぐりぐりと押したり揉んだりしてマッサージをしたり、ストレッチ体操をして筋のあちこちを伸ばす。「足の裏のここをほぐして!」「まだ腕のこっち側の筋を伸ばしてないよ!」という体中の訴えにひととおり応じると、ようやくなんとか再び腸が動きはじめ、疲れ果てて寝るという生活を送っていた(このような症状は、高校卒業以来「人並みとされる生活をしないこと」でいくらか軽減している)。

「ここを押して」「ここをほぐして」「ここの筋を伸ばして」という体の訴えは、うっ血してウズウズする感じや、筋の痛みやかゆみといった身体感覚が、緊急性をもった〈せねば性〉としてまとめあがったものである。しかし実際にその訴えにこたえると、訴えたその部分ではない、一見関係なさそうな別の場所のうっ血や痛みが、すうっと流れて消えていくことがあると気づく。体の各部分での一押し一押しが「ここは肩」「ここは背中」「ここは胃」「ここは腸」と体の別の各部分と直接つながっているのを感じながら、自分が内臓や筋肉を一つひとつほぐしていることを自覚するのである。

経絡図どおりだった!

こうした「触れた部分で、触れていない部分がコントロールされる」というような感覚は、家族に話しても信じてもらえなかったため、私も「気のせいなのかな。思い込みかな」と自分の感覚に半信半疑になっていた。よって、自力では体調管理がどうにもままならず、とうとう整体や鍼《はり》に行くとなったときも、「東洋医学なんて、ほんとうに効果があるんだろうか。高額でだまされたりするのではないだろうか」と疑ってかかっていた。

しかし施術者の治療は私の感覚を肯定するほうに働いた。私が「ああ、そこを押すと胃が動きはじめますねぇ」「なるほど〜、そんなところが首につながってるんだ! あ〜首の血が流れ出す〜」などという感想をもらすと、それがことごとく的確らしく、「経絡図《けいらくず》(ツボの位置を描いた図)は、あなたみたいな敏感な人の反応を頼りにつくられたのでしょうねぇ」と、しばしば驚かれることになった。

数年前に、温熱療法(火をつけたお線香を専用の銀の棒の中に入れてマッサージする)の施術を受けた際も、自分の身体の変化がよくわかった。施術が始まるとまもなく、風邪をひいたときにリンパ節がじわんじわんと脈打つのと同じ感覚が、線状の道筋となって体全体にかけめぐっているという感覚が強くなり、体中の悪いものがその道筋をどんどん流れていく感じがした。そして手首や足首など狭くなるところで流れずに滞ってどくどくと脈打ちはじめた。

それで「あ〜! 温熱療法ってどんなものだろうと思っていたけれど、これって血行をよくしたりリンパ液の流れを促したりするんですね〜。なるほど〜、そうだったんだ。納得しました」と告げると、施術者は「そうなのよ〜!」と驚き、うれしそうだった。このようなやりとりを経て、どうやら私は人よりも身体内部の各所のつながりを感じやすいらしい、ということを知ったのである。
それでもまだ、「このように東洋医学になじむ自分は何者なのだろう」としつこく自分を怪しんでいたのだが、この当事者研究によって、今回やっと自分の感覚にＯＫを出してもいいと思えるようになった次第である。

2 食後の身体変化

レタスが涼しい

モノを食べた後の身体感覚も、人より感受しているようである。自分ではいつも同じような変化が起きるため、わかってほしくて家族に話すのだが、これも毎回「またこの人はおかしなこと言ってるよ」といった風情で聞き流されていた。繰り返しになってしまうが、周囲の人にそのような反応をされると、「果たして自分の感覚を信じていいのか」「自分の感受する世界はほんとうにあるのかないのか」を決めることができず、その結果、自分の存在そのものがつねに不安定で不確定なままになってきたのである。

たとえばレタスを食べた後。小学校低学年ごろからレタスを食べるとすぐに頭と胸の中がさわやかになり、左肩から左腕を通って左手先にむかって、それまであったよどんだ感じがシューッと流れ出して改善することに気づいた。「ほら、血がきれいになった感じがするよね」と私は話していたが、今思えば血がそんなにすぐに変化したりはしないのだろうから、よどみと感じられていたものも、流れ出したと感じたものも、何なのかはわからない。しかし、レタスを食べた途端に、たしかに清涼感をもってサーッと流れる感覚が、頭や胸の中から左腕の先まで走るのである。

体を冷やす食べ物、温める食べ物という言説には諸説あるので、科学的に正しい説がどこにあるのかは私にはわからない。ただ調べてみると、私の身体感覚が多くの言説と一致するので、これもまた驚かされる。古くから伝えられる民間療法や「老人の知恵」といったもののなかには「迷信」で片づけられない真実が、思っている以上にたくさんあるのかもしれない。

たとえば私は、子どものころは果物はなんでも食べられたのだが、二〇歳を過ぎたころから、食後すぐから三〇分後ぐらいまでのあいだに胃腸が冷えてくるため、どうしても食べられないものが出てきた。代謝が落ちたのだろうか。夏場のスイカ、メロン、梨など水分が多く、子どものころの夏のお楽しみデザートだった果物が、今では一五分以内に確実に胃腸が冷えておなかを壊す大敵となってしまった。柿はシャリシャリとした固めのものだと、食べてすぐに寒気(これは胃腸の冷えではなく、1章でいうところの「寒さ」、つまり外気温と体温の温度差を感じている)が襲うので食べないことにしている。今の私が食べても以前と変わらずに胃腸が冷えたり寒くなったりしないままでいるのは、桃、リンゴ、イチゴといったバラ科の果物に多い(梨は例外)。オレンジジュースも腕の血管が縮んで締まって痛くなるので飲めなくなったが、リンゴや桃のジュースはさほどではない。

胃腸が冷えるので食べられなくなった果物とは対照的に、それまでいっさい食べられなかったのに、第二子を産んだころから急に、積極的に体が欲するので食べるようになったのが、ネギ、ショウガ、ニンニク、シソ、ゴマ、コショウ、サンショウ、唐辛子などの香味野菜である。消極的な意味で「なんとか我慢して食べられる」ようになったというわけではなく、食べた後には足りないものが補われ、身体のバランスが整えられていく快感がある。熱やエネルギーが体の内側からわいて、内圧でやや全身が膨らむ感覚があり、また体も動かしやすくなる。体を温めるといわれるものばかりなので、やはりこれも代謝が落ちたせいで体が必要とするようになったのだろうか。

コーヒーで呻きつづけたことも

糖分と塩分をとったときの変化は、どちらもすぐに手首がドクドクと脈打つところは似ているが、塩分のほうがその反応が早い。

ケーキなど適度な甘さのお菓子を食べたときには、すぐに頭の中が内側から外側に向かってふわあっと軽くなり、さわやかな風がふいたような感じになる。これは快の心理感覚をともなう。しかし、小豆餡(あんこ)、チョコレート、レーズン、干し柿など水分が少なく凝縮された甘いものを食べたときには、物心ついたころから現在にいたるまで、食べてすぐに鼻腔内の血管が膨らむ感じがする。これは不快の心理感覚をともなう。血管が破れて出血するという緊張感がある。

一方、塩分をとりすぎても鼻血が出そうにはならない。手首のドクドクが全身に広がっていき、のどがひりひりして、頭の奥がドクンドクンと脈打ち、痛くなる。

お茶の類では幼いころから、香りは好きなのにコーヒー、緑茶を摂取することができない。いずれも飲んだ直後に頭がガンガンと痛みだす。緊張したときのように手足のなかの何かがしまって痛くなり、手足が冷たくなって、柿を食べたときと同様のぶるぶると震える寒気が生じる。大学一年生のころ、午後の講義の眠気覚ましにと、人の真似をして昼休みにはじめてコーヒーを飲んだところ、頭痛の激しさにとらわれて呻きつづけ、結局講義どころではなくなってしまった。もっともこのくらいはっきりとした症状が出れば、さすがに「これは思い込みではなく、自分の身体には合わないのだ。やめよう」と思うことができる。

よって嗜好品は紅茶やほうじ茶を愛飲しているが、それでも濃く淹れたものはコーヒーなどと同様、頭がガンガンと痛くなるので飲むことができない。また以前、「紅茶だし、高級茶らしいし」という、油断と貧乏根性でダージリンのファーストフラッシュの試飲を一杯飲み干したときには、飲んだ直後に急激な寒気と動悸が襲ってきて、身体の調整ができなくなり、パニックになった。後から、ダージリンのファーストフラッシュは「茶葉の香りや味わいを残すため、発酵度を低くし、紅茶というよりも緑茶に近く仕上げるのが昨今のトレンドである。和菓子にも合う」ということを知った。要注意である。

3 音での空間把握

耳で見る

2章では、私が空間認識する際に聴覚優位であることの例として、プールや海など、水に関するエコーロケーションの話をした。数年前にこのエコーロケーションのことを知ってからというもの、私はこれまで「へんなヒトに見えるから」と抑えていたある行動を、遠慮なく実行することにした。それは、「はじめての場所で首をゆっくりと何度も左右に振る」というものである。

「耳で見る」。私にはこのことばがぴったりだ。私の目はたしかにモノを映しているはずなのだが、どうも信頼できないという不信感があり、耳できちんと状況を把握することで、見えているものの実態を確認したいと思うのである。はじめての場所だと特に、自分がレーダーのアンテナになった気分で、首を左右に振りたくて仕方がない衝動に駆られるのがつねである。

喫茶店に奥行きができるまで

たとえば、はじめて入った喫茶店。天井は高めで開放感があり、店内の照明はオレンジ色でやや薄暗い……そんなときはエコーロケーションによる確認をせずにはいられない。肩こりで首を回しているかのようにカモフラージュしながら(!?)、私は首をゆっくり左右に振る。私の耳に届くBGMや人びとの話し声には、音源そのものからだけでなく、壁や天井にぶつかってはね返ってくる反響音も含まれているので、それを把握するためである。目は目で、及ばずながらできるだけちゃんと見ようとするので、目を細め、左右に顔を動かした目の端で、つまり横目で見るようにしてあたりを見回す。こうしたほうがよく把握できる気がするのだ。

こうして、店内のあちこちから戻ってくる音で感覚飽和気味になりながらも、左右に首を振り、横目でとらえる世界と反響音を照合させていく。しばらくすると、それまで平面的に見えていた薄暗い店内の奥行きや天井の高さがしだいにわかりはじめる。壁のようだった視界が、凸凹をもちながらぐうっと奥に向かって一～二メートル伸びて遠ざかり、ふわっと室内が広くなる瞬間が訪れるのである。

一度空間を把握した後は、照明の明るさが変わったりでもしない限り、次にまた同じ場所に来たときにこの現象が起きることはないが、外光が入る窓がある場合は、天気によって微妙に明るさが変わるので、そのたびに空間把握の再確認をおこなうことがある。

4 月光の効果

「全身が耳」になれた場所

二〇〇六年八月、東京大丸ミュージアムで行われた石川賢治氏の月光写真展を見に行った。満月だけを光源とした青く光る風景写真の数々に以前から魅了されていたので、美術館には縁遠い私だが、めずらしく「これはぜひ見に行かなくては」と山手線に乗った。

暑い夏のギラつく日差しから一転、こぢんまりとした展示室内は涼しくて薄暗く、写真同様の青い世界に仕立ててあり、虫や波の音が静かに聞こえてくる。まるで一足早く秋の月夜を迎えたようで、胸の奥をぎゅっとつかまれるような、あの秋の夜長の寂寥感におそわれながら、私は大きなパネル写真の前で、どっぷりと自分の体が月光の世界に溶け込んでいく感覚を味わった。

一巡した後、せっかくだから写真集を買おうと思い、展示室から販売コーナーへ移動する。しかし明るい蛍光灯の下に出てしまうと、それまで体をまとっていた安全で静寂な闇がはがれ、急に服を脱がされたかのように居心地が悪くなった。白い光のなかでいくらぱらぱらと写真集をめくってみても、あの展示室のなかで、全身で味わった写真との一体感を追体験することができない。こりゃあ、だめだ。

私は写真集の購入をあきらめ、もう一度展示室に戻った。いちばんのお気に入り写真の真ん前のベンチに腰かけて、再び写真のなかへ溶けていく。薄暗く青い光。虫の声。自分が森のなかで暮らす野生動物であるかのような気分になってくる。遠くで他の動物が歩き、カサカサと葉が擦れ、枯れ枝がパキッと折れる音も聞こえてきそうだ。全身が耳。あらゆる気配を耳で感受する。

「そうか。自分の感覚は月夜の森のような世界にちょうどいいのか」と、そのときふと思い至った。2章で描いたような聴覚優位の感覚特性をもつ私にとって、月明かりの世界は日の光よりモノを見せないから視覚飽和が起きにくい。聴覚や嗅覚は手加減なしの最大限フル活用で、気配を読み取ることに使っていい。月に照らされた世界がこんなにも居場所として落ち着くのは、夜行性の動物と似たような感覚を自分がもっているということなのかもしれない。

月に導かれて子を産む

一方、満月そのものに目を向けたとき、このような落ち着いた感覚とは異なった、ある種の昂ぶりを私は感じている。

もともと月とは昔からよく〈オハナシ〉の世界でおしゃべりしており、大事な友人の一人だったのだが、より生々しい現実的な感覚として敏感になったのは、出産を経験したときからである。二回の出産はどちらも、おしるしがあったのは新月の大潮時で、出産はそのまま当日から翌日に迎えており、地球や月の力に自分を合わせるという感覚を、出産を通してリアリティをもって味わうことになった。

そもそものきっかけは、独身時代から、分娩台での仰向けの出産に対し「どう考えても苦しいに決まっている」と違和感を覚えていたことにある。一人目は病院にて吸引分娩となってしまったが、二人目妊娠後は身体がますますNOと言うため、助産院で産むことにしたのである。

助産院では勉強会が定期的におこなわれた。食事や体操の指導のほか、火を眺めたり、空を仰いだり、花を愛でたりして、自然の感覚とつながり、自然との対話を思い出すという作業にも取り組むことになった。そういった「自然とつながりおしゃべりする感覚」も、これまで「空想の世界＝ないもの」として切り捨てるよう、常識によってほのめかされてきたものである。いつまでもその感覚をもちつづけていることとなんて、人には言えない恥ずべきことだったのだが、このときに「なんだ、私の感覚ってアリなんだ」と、これまた自分の感覚を肯定されたように思われた。

ほかにも出産時に体を開いていく感覚を花が開花していく様子に重ねてイメージトレーニングしたり、安産のツボにお灸を据えたり……妊娠八か月のころにはどうしても海が見たくなり、秋の海に車を走らせたりした。人気のない静かな海を眺め、寄せては返す、うねる波のリズムにしだいに体の波長がシンクロしていくのを感じたとき、「よし、産める」という確信がもてた。

「助産」という体験

いざ二人目の出産となったとき、私は一人目のときと同様、体中が大きな感覚で飽和し、パニックになりはじめた。子宮が収縮し、子宮口が開く。骨盤に子どもの頭がはまり、子どもが下がり、骨と骨がすれて当たる。徐々に陣痛の波は大きくなっていき、収縮は子宮だけでなく体全体の運動となっていく。

よく出産を「スイカを鼻から出す」なんて例えたりするが、もっと卑近な例でいえば、要は強烈な下痢である。全身が収縮し、体中から一切の異物を排出しようとする、あの体の動きの最たるものだと思えばいい。体のすべてが搾《しぼ》られ、下からだけでなく上から、つまり口からも内臓が出るかと思う。実際は胃が出る代わりに、大きくて低い、吠えるような呻き声が自然と搾り出される。

「やばい、意識が飛ぶ。またパニックが起きる!」

体がぐにゃぐにゃになり、また陣痛の波にいいようになぶられそうになったとき、助産院の院長がやってきて、向かい合わせになって正座し、がっちりと私の体を脇から抱えた。陣痛によって体が収縮するので思わずしがみつくと、負けずに踏ん張って、ちゃんと強く抱き返してくれる。私の全身を肯定する反応のおかげで、自分がいま感じている体の収縮はたしかに「在り」、その波のとおりに体を収縮させていいのだということがわかる。反応のない分娩台の上に寝かされるのとはわけが違う。私は少しずつ自分を取り戻し、なぶられるがままではなく、陣痛の波と息を合わせようと主体的になることができた。

足元では他に二〜三人の助産師がいて、会陰を保護しながら「こっちですよ!」「頭は全部出ました!」と声をかけてくれる。あふれる感覚のなかで、感覚の絞り込みとまとめあげをアシストし、「この感覚にだけ集中すればよい」ことを導く彼女たちは、まさに「助産」師なのだ。そしてこのような、生身の人間による全身が密着した具体的なアシストをもって、私は、はじめて感覚飽和のパニックにならずに無事出産を迎えられたのである［★1］。

出産経験以降は、闇のなかに満月の光が浮かび、自分に向かって一直線に照らすとき、私の体に特有の変化がもたらされるようになった。月光が目に与える刺激は、好きなヒトやモノを見たときのうれしくてドキッとする感覚がはるかに大きくなったものであり、さらに、うっとりとするような感覚や、心身ともに丸裸にされるような解放感をもたらす。そしてそのような感覚が直接、胸の先端や下腹部や性器に届き、それらを刺激し、充血させる。それはまるで、光がいくらかの重量をもって体を通過して、体内に染み入っていくかのような感覚である。これらの身体感覚を、ひとつの身体の自己紹介でまとめあげるなら、「性的興奮」と呼んでもいいだろう。そのように体が疼《うず》くとき、私には子どもをつくることを月から促されているようにすら感じられるのである。

5 草木の声

よき話し相手、いちばんの「お友達」

草木や花のことは小さいときからとても興味があった。草花とだったら言葉が通じる。家からも幼稚園からも学校からも「外で遊びなさい」と室内から追い出されたとき、彼らは退屈な独りぼっちの私にいつでもつきあってくれる、よき話し相手となっていた。

煩雑な人間世界のルールがよくわからない自分に寄り添い、包み込んでくれていたのは、いつも草木や花の放出する柔らかなエネルギーのようなものだった。花の咲く時期、色や形や匂い、花・葉・実のつき方、全体的なシルエット、地面からの生え方等々を、私は絞り込みもまとめあげもすることなく、細かいところまでとれる情報をすべてとり、写真記憶として取り込んでいった。

いちばんの「お友達」である身の回りの草花たちの「名前や特徴を知りたい」という思いはすぐに生まれ、私は植物図鑑を愛読する幼児となった。どうやらあまりしつこく聞かれて答えられない両親が買い与えた図鑑だったらしい。私のような退屈な幼児がしゃがみこんだ先にある草花とは、チューリップ、水仙、バラ、ユリなど、花屋で見かけたり花壇に植えられたりする園芸用の花ではなく、ハコベ、オオイヌノフグリ、ヒメオドリコソウ、ホトケノザ、イヌタデなど、いわゆる雑草としてむしりとられるような草花たちだったので、親も名前を知らなかったのだろう。

知識としては、名前の由来、何科であるか、食、薬、毒のどれになるか、という情報が特にお気に入りだった。小学校一年生になると興味は野菜や果物に派生し、「キャベツとレタスは似ているけれど、キャベツはアブラナ科でダイコンと仲間。レタスはキク科でゴボウと仲間。アブラナ科にはカラシもワサビもあって、アブラナ科は辛いものが多いな。キク科はあくが強くて渋いものが多い。……あ〜好きな果物はみんなバラ科だ！」など、延々とグルーピングされて世界がまとまっていくのが、ぞくぞくするほどサイコーに楽しかった。

★1――私はたまたま普通分娩が可能だったし、みずからもそれを望んだから助産院を選んだにすぎず、助産院至上主義というわけではない。

「張っている感じ」を見る

小学校三年生からは「お友達を自分の近くに置いておきたい」と欲望するようになった。園芸の始まりである。いちばんのお友達である雑草系の草花は移植がむずかしいため断念し、いわゆる園芸用の花を、団地のなかで手入れをしているおばさんに分けてもらったり、ときどき親に園芸店で購入してもらったりした。

「栽培」は、これまで話をするだけだった彼らとの「友人関係」を変化させた。彼らが命を永らえ、子孫を増やすのを手伝うのが私の役割となったのである。そのためにはそれぞれの植物のルール、すなわち手入れ方法を書物から学ぶことが必要であり、さらに知識どおりのかかわり方がたしかに彼らにふさわしいかどうか、フィードバックを見極めなければならず、水をやったあと、肥料をやったあと、間引きをしたあと、枯れた花を取り除いたあと、長く伸びた部分を刈ったあと……の彼らの変化を私は見守ることになった。

水が足りないときには、茎のてっぺんがうなだれて下を向き、葉の先端がしおれてくるので、土の乾き具合や葉のみずみずしさを見ながら、量を調節して水遣りをした。室内置きにしていた植物に急に直射日光を浴びせ、葉が焦げたように枯れてしまった後は、微妙な葉の色の変化を見ながら光の量を調節した。「暑かろう」と思い、夏の真昼に水をやると茹《うだ》ってしまい、かえって元気がなくなってしまう草花、花の咲いたあとに摘心《てきしん》をしないと脇からたくさんの枝が出てきて翌年には花がつかない花木など、直接にかかわって対話をしながら試行錯誤を繰り返すなかで、それぞれの植物について、書物から得る以上のルールを身につけていった。

やがては育てている草花に元気がないとき、まだ念を送れば息を吹き返すか、それとも私の能力では手の施しようがなく、もう枯れていくだけかということが、見ればすぐにわかるようになった。今までこの、「見ればすぐにわかる」感覚について言語化したことがなかったが、直感的に何を見ていたかというと、茎や葉に内側から水が満ちているという「張っている感じ」である。植物の勢い、生命力とも言い換えられるかもしれない。この生命力が感じられるときは、容赦なく枝を刈り込んだほうが勢いを取り戻して再生するが、生命力が弱まっている場合は、剪定がなお死を早めた。

声が聞こえるのがつらい

大学生になり、忙しくなってからは、わかりすぎる植物の声を聞くのがつらいので、日々の生活ではそのスイッチをオフにしている。

「どうキレイでしょ?」「わたしかわいい?」「おいしそうにできたの。食べる?」くらいなら挨拶を返す程度で済むが、

「ここんとこ伸びちゃってさ〜、あんた、刈ってくんない?」「ちょっとそこの人、み……水をくれんかね」「くるしい〜」「日が強すぎるんですけど……」「わたくし、栄養不足でしてね」なんてことになってくると、それらすべての声にこたえられるような余裕のある生活スタイルではなくなったからだ。

私は園芸をあきらめ、その代わり師範をとるまで五年間生け花を習い、切り花としての植物を友人とすることにした。花による美しい空間を創り出す方法を学びながら、よっぽどの条件がそろわないと切

り花のカーネーションはつぼみが開くことがほとんどないこと、チューリップはニョロニョロと茎が伸びていくことなど、一つひとつの植物と対話することで、彼らとの交流を深めていった。

現在では植物はいっさい育てたりせず、切り花も頼まれたときくらいしか生けていない。「水切りしてよ。もう一回元気になれるからさ」「枯れたとこ取ってよ。つぼみが咲くのを待ってる」など、切り花の声も聞こえるようになってしまったので、無視するのがつらいからだ。ときどき広々とした大きな公園に行き、美しく咲いた植物の写真を撮ることで、彼らとの友人関係を続けている。

植物から乳幼児へ

育児が始まると、植物の延長線上に乳幼児の存在があると知った。私は草花と対話をするのと同じように、生まれたばかりの赤ん坊のころから一挙手一投足をつぶさに拾い、見守ることになった。

植物とのかかわりにおいては、彼らの声を聞き、そのとおりに行動すれば予測どおりの変化が起きるので、私の「草木の声の聞き取り」は正しいようだと感じられた。しかし植物は、私の行動に対するリアクションに時間がかかり、最低でも半日を要するため、「ほんとうに私の行動の結果、このリアクションが来たのだろうか。それとも別の要素で起きたことなのだろうか」とイマイチ自信をもてなかった。

それに比べて乳幼児というのは、リアクションを即座に返してくれる存在であり、当たっていれば泣きやみ、眠り、はずれていれば泣きつづける、というわかりやすい合図で正誤を教えてくれた。ギャーギャー泣いているときには、その意味がわからず、フリーズすることもあった。

「オムツでもない、ミルクでもない。これはただ不安なんだな。安心したいだけだ。抱いてほしいのだな」「歌をうたえばいいな」と予測することになるが、それが正しいかどうかは私も半信半疑で、この段階では植物に対するのと同様、私個人の〈オハナシ〉であるともいえる。しかしそのオハナシに従って行動に起こしてみて、子どもがすぐに泣きやんで、うとうと眠りはじめたとき、はっきりと推測が当たったことがわかる。その瞬間オハナシが、たしかにあるものとして現実になるのである。

このようなとき、私は「ヒトとつながっている」という実感を得る。自分のみぞおちがギュッとつかまれてドキドキして満たされる感じがして、子どもが自分にしゅっと乗り移って、じわじわと自分のなかに溶けていく感じだ。これらの一連の過程は、まるで相手に魔法をかけることができたかのようである。

産まれたばかりのときは、私だけでなく赤ん坊自身も、世界からの情報を絞り込みもまとめあげもせずに、すべて吸収しているように見えた。「幼い二人の我が子とならば、私もヒトとつながっていられる」と思えていたのも束の間、幼稚園に入園し、自分自身の社会をもつようになると、子どもたちは独自のパターンをもつ個人へとみるみるうちに成長していった。

それぞれのパターンで自分自身の絞り込み、まとめあげを日々おこなっている我が子たちを見ていると、やがて私の手を離れ、私には手の届かない、あの楽しそうな集団へ入れる「大人」になっていくのだろうとせつなくなる。しかしその気持ちが、私に子どもたちとの一日一日のつながりを大事にさせているともいえるのである。

7章　「おいてけぼり」同士でつながる

共著にあたって

最後の章では、本書の当事者研究がどのようにおこなわれたのかについて述べようと思う。締めくくりにあたる本章でこのような内容について述べる理由は、この本が、アスペルガー症候群当事者と自認している私と、熊谷晋一郎さんの共著だということについて、若干、補足が必要だろうと考えたからだ。

おそらくこの本を読んでくださった方々のなかには、「このクマガヤという人物は何者だろう」と感じている人も多いのではないかと思われる。本章はそのような疑問への答えにもなるだろう。

では、ここからはしばらくのあいだ、熊谷さんに筆をあずけることにする。

1 脳性まひ当事者の経験を重ねて

一〇年ぶりの出会い

私、熊谷は脳性まひ当事者であり、小児科医をしている。小児科医といっても、自閉についての「専門家」でもないし、児童精神医学についてトレーニングを受けてきたわけでもない。そのような私が綾屋さんとの共同研究において羅針盤にしているのは、医師としての知識や経験ではなく、むしろ脳性まひ当事者としての困難である。

綾屋さんとは、彼女がアスペルガー症候群と診断される以前からの友人である。大学生のときに、手話サークルを通じて知り合った。耳が聞こえるにもかかわらず口で話をせずに、流暢に手話を操る綾屋さんは、ひときわ印象的な存在だった。知り合って半年くらいたったころ、サークルの打ち上げか何かでみんなで食事に行ったときに、はじめて綾屋さんの声を聞いた。

声を出して話をすることが苦手な綾屋さんとは、その後何度かファックスでやりとりをした。当時の綾屋さんは、外から見えにくく言語化できない体験をたくさん抱えているように感じられた。自分の等身大の体験をうまく伝えられないもどかしさや混乱が、ファックスの文章からも伝わってきた。言語化されない体験は、周囲から「ないもの」とされるか、あるいは過小評価されがちだ。これは、聞こえない人たちとのかかわりのなかで学んだ教訓でもある。

一〇年後、久しぶりに再会した綾屋さんは、アスペルガー症候群という概念を自分で発見していた。当事者が書いた自伝に書いてあることが、綾屋さん自身の体験と驚くほど似ていたのだそうだ。「熊谷君、わたし、アスペルガー症候群だと思う？」と聞かれ、私は戸惑った。そもそもアスペルガー症候群という概念がよくわかっていなかったし、友人に一つのレッテルを貼るということに漠然としたためらいがあったからである。

綾屋さんのことばを自分の経験にすりあわせてみる

とはいえ、綾屋さん自身が、「自分の体験を言い得ていそうな概念」としてアスペルガー症候群を発見したというのは紛れもない事実である。まずは、アスペルガー症候群という概念はどのようなものかを知る必要がある。それと同時に、アスペルガー症候群という概念では語りつくせない綾屋さん固有の体験もたくさんあるはずだ。それをなるべくていねいに見分けなくてはならないと思った。

DSM（アメリカ精神医学会の診断マニュアル）などの操作的診断基準のような、表面に現れ出る徴候として定義されるアスペルガー症候群は、当事者の体験を反映していないか、もしくは極度に矮小化している。読んでいて悪意すら感じるほどだ。

私は、綾屋さんのことばをていねいに咀嚼することから始めなくてはならないと思った。つまり、「綾屋さんのその感覚、苦しさや喜びは、自分の経験ではどれに近いだろうか」「ほんとうに自分の感覚と同じだろうか」「質的には同じでも量的には違うのではないか」などの問いかけをしながら、二人で緻密に対話を重ねて、この本が生まれたのである。

綾屋さんの経験を聞くたびに、そのつど、「その経験を等身大で表現しきれている概念はないだろうか」という思いで、医学に限定せず、情報を検索した。残念ながらうまく見つけられないときには自分たちでことばをつくり、共有した（「その概念ならすでにあるよ」というご指摘については、今後積極的に取り入れたいと考えているので、各方面からの忌憚ない意見を請いたい）。

アスペルガー症候群という概念は、はじめの手がかりとして参考にはしたものの、その概念に合うように綾屋さんの体験を捻じ曲げることだけは嫌だった。あくまで綾屋さんの体験を詳《つまび》らかにして共有するのが目的であって、綾屋さんがアスペルガー症候群であることを厳密に証明するのが目的ではないからだ。

だから、私たちがこの本で提案した「絞り込みやまとめあげがゆっくり」な状態としての自閉が、専門家のいう自閉と一致するかどうかについては（多少の興味はあるものの）、あまりこだわっていないといえる。そこにこそ、この本が当事者研究である根拠がある。

本章では、1章から5章で紹介してきたテーマが、自閉圏当事者の体験だけでなく、私の、脳性まひ者としての体験とも深くかかわっていることを見ていこうと思う。私の素性が少しは見えやすくなり、それと同時に、食事やトイレや散歩など、私たちの何気ない日常のやりとりの積み重ねからこの本が生まれた、ということが伝われば幸いである。

2 便意の「まとめあがらなさ」

フリーズするふたり

綾屋さんと、ファミリーレストランに入ったときのことである。いつものように綾屋さんは、ずらりと並んだメニューをじいっと睨みながら、どれを食べるか決められずにフリーズしている。私のほうはというと、いち早くメニューは決定できたものの、先ほどからときおり、波のように現れては消えるおなかの痛みに脂汗をにじませている。

「この腹痛は、便意だろうか？　いや、ここ数日の食事摂取量と排泄量から考えて、それはないだろう。もしかしたら胃腸炎だろうか。きのうの診察で、たくさん胃腸炎の子を診たから、ありうるなあ。まさか持病の尿路結石？　ないない、痛む場所が違うよ。レストランに入って急に室温が変わったからかな？　うーん、そうこうしているうちに痛みが薄れてきた。ああ、気のせいかな。まあ、もう少し様子を見るか」

そんなふうに、身体感覚に意識がのっとられて、身体の自己紹介を推察する作業にかかりっきりになっているのである。メニューを前にして何を食べるか決められないでいる綾屋さんと、腹痛に対して身動きがとれないでいる私。この二つには、重要な共通点があると私たちは考えている。

モノとヒトという環境条件とどうすりあわせるか

脳性まひで、電動車いすの生活をしている私にとって、物心ついたころから排泄の問題は、日常生活上もっとも大きな困りごとのひとつだ。多くの子どもなら小学校に上がる前後には、おおむね排泄行為に関して自律できるだろうが、私の場合は三一歳になった現在に至るまでそこに躓《つまず》きつづけている。今でも月に数回は失禁をしてしまうし、そのときの恥辱感や、後始末してくれる人に対する申し訳なさは、慣れるということがない。それゆえ、「使いやすいトイレと、排泄を介助してくれる人手はあるか」という条件が、あらゆる行動を決定するうえで重要な要素になっている。

1章では、身体内部の情報と、身体外部の情報とのあいだで、需要と供給関係のすりあわせがうまくいったときに、〈したい性〉が立ち上がるという話をした。私の場合、多くの人に比べて、排泄行為が可能になるために必要な環境側の条件が多いため、このすりあわせはしばしば困難をきわめる。

たとえば一人で使うために必要なトイレの条件としては、「車いすが回転できるだけのスペースがあること。座ったときに肘がかけられるくらいの場所に手すりがついていて、踵《かかと》がつくくらいの便座の高さ。ウォシュレットがついているほうがベター」などなど、枚挙に暇がない。はじめて使う車いすトイレで、一人でうまくやれる可能性は三〇%くらいだろうか。自宅のトイレはそれらの条件がそろったものといえるが、それでも打率八割といったところである。

そこでどうしても、ふたつ目の環境側の条件、「排泄介助者」が必要になる。私の場合、二四時間介助者をつけてはいないので、定時で来てくれるヘルパーさんがいないときには、そのつど介助者をみつけ、交渉しなくてはならない。緊急のときにはナンパまがいの交渉術が必要になることもある。排泄介助者は、モノではなくてヒトであるから、その時々の事情というものがある。そのとき腰を痛めているかもしれないし、においに抵抗があるかもしれない。最後の最後で「お尻を拭くのだけはちょっと……」といって逃げ出されるかもしれない（実際そういうことがあった）。せっぱつまった〈せねば性〉の状態で、笑顔でこのようなナンパをするのはたいへんきつい。「いっそあきらめてしまおう」になることもしばしばである。

そんなときにふだんからコミュニケーションがとれている、キャラをよく知る知人がいれば、どれほど心強いことか。綾屋さんと食事に行くときなどは、互いに同種の問題を共有していると自覚しているため、安心感がある。便意を潜在化させようと、舟をこぐように体をゆする自分に対して、「だから早めに行っとけばよかったのに！」と苛立つわけでもなく、「トイレに行こうよ！」と行動のまとめ上げを急かすわけでもなく、「どうする？」とさりげなくアシストしてくれるのが、とてもありがたい。

綾屋さんとは介助契約を結んでいないので、「介助をしてくれて当然」という期待をもつことは、危険なものである。その危険性をお互いによく認識しているため、この「どうする？」という言葉がなによりのアシストになるのである。なぜならそこには「私はいま手伝える状況ですよ」といういちばん欲しい情報が込められているからだ。もちろん、手伝えないときに「手伝えない状態だよ」という情報提供をしてくれることも、同じくアシストになる。

こうした理由で、私の外出は、よく知る知人同伴でいくか、失敗しても気をつかわないで済むよう一人でいくかの、両極端になりがちだ。よく知らない人に囲まれる不安は、だれでもあるだろうが、私の場合特に「この人的環境内で、便意を催したらどうしよう」という不安がそこに影を落としているように思える。

「便意」も環境に左右される

このように私の場合、排泄行為においては、身体内外のすりあわせがたいへんむずかしい。そして、「すりあわせがうまくいかないと、〈したい性〉そのものもなかなか立ち上がりにくくなる」という綾屋さんの経験も、実感として納得できるところである。

また私の場合は、その上流にある「便意を催している」という身体の自己紹介のまとめあがりに対しても、さかのぼって影響を与えているのがよくわかる。すりあわせがうまくいかないことで、身体感覚に没頭する機会が増え、多くの人が潜在化してしまうような身体感覚まで拾ってしまうために、毎回「便意」という身体の自己紹介がまとめあがりにくくなっているのだと思う（綾屋さんの場合は、自己紹介のまとめあがりがゆっくりであることが一次的な原因で、その結果、環境とのすりあわせがうまくいかなくなっていると思われる。私の場合は逆で、環境とのすりあわせがうまくいかないことが一次的な原因で、その結果遡及的に自己紹介がまとめあがりにくくなっているという実感がある。このあいだに違いがあるのかないのかは、今後検討が必要だろう）。

そして私も、「ヘルパーさんのいるときに、便意がなくてもトイレに座ります」という〈しますす性〉を導入している。しかしこれまた綾屋さんと同様、このような〈します性〉で動いているにもかかわらず、しばしば〈せねば性〉にまで追い詰められる日々を過ごしているのである。一筋縄ではいかない。

3 電動車いすと「アフォーダンス」

券売機にやられる人、やられない人

綾屋さんと、ある学生食堂に入ったときのことである。ここの食堂では、はじめに券売機で食券を買ってから、配膳コーナーに並んで食事を受け取るというシステムになっている。しかし、券売機が階段を昇った先にあるので、車いすに乗っている私はいつも食券を買わずに、直接配膳コーナーに行って、口頭で注文することにしている。この日も私は配膳コーナーでハヤシライスを注文し、先に席に着いた。綾屋さんは階段を昇って、混雑した食券売り場に行った。

しばらくしてから綾屋さんが戻ってきたが、配膳コーナーには向かわず、私のところにやってきた。眉間にしわを寄せて「うー、うー」と声を漏らしながら、体を左右にゆすっている。感覚飽和によって静かにフリーズ、あるいはパニックを起こしていることは一目瞭然である。おそらくデパ地下での買い物と同じように、乱雑に配置されたモノたちが発する〈刺激〉〈自己紹介〉〈アフォーダンス〉が、絞り込まれないままになだれ込んできて、綾屋さんの「食べたい」というかすかな〈したい性〉もろとも粉砕してしまったのだろう。こうなったら「何を食べたい？　選んだり買ったりするのを、手伝うよ」なんていうアシストは、さらなる飽和を加速する〈煽り〉にしかならない。結局、私が買ったハヤシライスを、悲しい気持ちに打ちひしがれながら、二人で分けることになった。

私はここの食堂の食券コーナーが、どのようなレイアウトとディスプレイなのか、行ったことがないので知らなかったが、行ったことのあるいろいろな人の話を後から聞いてみると、みんな一様に、「特

にはじめて行ったときには、どのような順序で何をしたらいいのかわかりにくく、混乱する」という意見だった。多くの人にとって「行動決定しやすいレイアウト」とはどのようなものなのだろう。これは、私たちの今後の研究課題のひとつである。

車いすがコミュニケーションのハードルを下げる

一方、私にとって階段の上の食券コーナーは、なんらかかわりのない存在である。あってもなくてもかまわない。そもそも階段からして「昇る？」とアフォーダンスを発してこないし、ましてや券売機は見たことも触れたこともない想像上の代物だ。私にとっては配膳コーナーのおばちゃんこそが、食事をゲットするという行為を可能にする重要な環境要素である。私の身体とおばちゃんとのすりあわせがうまくいくことによって、この行為がスムーズにおこなわれ、「食べたい」という〈したい性〉が粉砕されずに済んでいる。

では、綾屋さんも自分と同じ戦略をとることができるだろうか？　言い換えると、食券コーナーに行かずに直接配膳コーナーに行って、手話もしくは筆記で何を食べたいかを伝えるという方法が、解決方法になるだろうか？　もちろん不可能ではないかもしれないが、そこには明らかに私の場合とは比較にならないハードルの高さがある。

私の場合は電動車いすに乗っているという視覚情報によって、食券を買えないことが一目瞭然であるため、おばちゃんも得心して動ける。すりあわせに難が生じないのである。一方綾屋さんの場合、一見してなぜ食券が買えないのか見えない。おばちゃんに対してパワーポイントを使って、三〇分ぐらいかけて障害についてプレゼンしなければ、おそらく納得できないだろう。いや、たぶんおばちゃんにはそんな時間もないし、理解できるかどうかも定かではない。この障害についての知識を共有していないために、おばちゃんという環境要素とすりあわせがうまくいかないのである。食券コーナーとのすりあわせもむずかしく、おばちゃんとのすりあわせもうまくいかないとなれば、現時点でのフリーズやパニックは避けられない。

潜在的な介助者である人びとに、この障害について広く認知してもらうことと、先ほど述べた「行動決定しやすいレイアウト」という新しいバリアフリーの機軸を確定する作業のふたつが、今後必要である。

世界が私に手招きを

「環境とのすりあわせがうまくいかない」ということばで私が思い出すのは、小学生以前の、まだ電動車いすに出会う前の世界である。立つこと、歩くことを目標に掲げていた当時のリハビリでは、電動車いすに乗るということは〝悪〟だった。当時自分は、爬虫類のように地べたを這いずり回って移動していた。先述の食堂の食券コーナーのように、手の届かないモノ、自分にはかかわりのないモノが、今よりも大量にあった。世界は二次元のように広がっていた、というとレトリックが過ぎるが、手に届く床の模様、ごみ、おもちゃの類のみが、私に対して自己主張していた。そして、それらの手に届くモノで、二次元の〈オハナシ〉をつむいでいた。

床からの距離が一定以上ある、本棚、机、自販機、鉄棒、ブランコ、校庭の木などは、私のほうには見向きもせず、ほかの子どもたちと戯れていた。だが不思議と、ほかの子どもたちのように自分もそういった類のモノとかかわりたい、と積極的に思っていたわけではなかった。触れられないことがあまりに自明だったために、〈したい性〉自体があまり出てこなかったといえるのかもしれない。

ところが中学になって、私の強い希望で電動車いすに乗るようになってから、世界が激変した。これまで一面に広がる荒野のようだった地面は、「どうぞ進んで」と私をいざない、自販機は「買ってみる?」と手招きし、本棚の本は「読んでみない?」と誘い、遠くにある広場や公園までもが、手招きをしてくるかのようだった。

それにともなって私のなかにも変化が起きた。次々に、「してみたい」「行ってみたい」が湧き上がってきたのである。それは同時に、「したいのに、やはりできなかった」という新しい挫折感の始まりでもあったけれど、そのような悲喜こもごもを含めて、確実に私はこれまでつながれなかった世界とつながれるようになったのである。

4 リハビリ中の「夢侵入」

リハビリという悪夢

物心ついたころから中学生になるくらいまでのあいだ、私は、一日のかなりの時間を「動作訓練」と呼ばれるリハビリに費やしていた。当時は「脳性まひの子に催眠術をかけたら、動かないはずの手が動くようになった」というセンセーショナルな報告が、催眠研究から発表され、注目を集めていた。「脳性まひの子は、脳以外の身体は正常である。彼らがみずからの動作をうまく操れないのは、身体に問題があるのではなく、その身体を操縦する心理過程に問題があるからである」という言説が流布しはじめ、従来の整形外科的なリハビリに対抗するかたちで、心理学的なアプローチが生まれた。

「普通の」動作ができない理由を、身体ではなく心理に求めようとするこの考えは、一見希望を与えるように思われる。身体の問題だったらあきらめるしかないが、心理に問題があるのだったらそれこそ「努力・工夫や気のもちようで」いかようにも動作パターンを変えることができるのではないかという、青天井な期待をもたせるからである［★1］。

そのリハビリでは、一回二時間程度のセッションで、各々に与えられた課題姿勢や動作を反復練習させられる。自分の場合は、とても痛いストレッチから始まって、あぐらを組んだ姿勢や、ひざ立ち、片ひざ立ち、立位などが、何年にもわたって課題として与えられた。どの課題も、「普通並みに」こなすなんて永遠に無理である。それなのに、少しでも普通の姿勢や動作に近づけるため、飽きもせず一〇年以上リハビリが続けられた。

うまくいかないときは、「努力・工夫の仕方が間違っているからだ」と、心理や人格に原因を帰せられ、指で体の一部をつつかれながら「ここをピンとするの！　そうそう。違う！　もっとこっち！」など、一つひとつの筋肉の使い方まで指南を受ける。ひとつの姿勢や動作を、極限まで細かい所作に分解

★1——このような意味での「過剰な心理学化」は、一部の認知行動療法にも見受けられる。意味や行動のまとめあげパターンは、練習によっていかようにも変えられるという心身二元論的な幻想がそこにはある気がしてならない。

して、修正を加えるような作業だ。当時の私は、「大腿四頭筋の筋緊張の具合なんて考えながら歩いている健常者なんていないんじゃないかなあ」と、疑問をもっていた。

「わたしは消えました」

3章では、夢侵入のしやすさの原因として、身体内外からの情報がまとめあがらずに飽和する傾向があるのではないかと述べた。

私がこのリハビリをしている最中にも、よく〈フラッシュバック〉や〈オハナシ〉が侵入してきたのだが、その背後にも3章で述べた感覚飽和があったと思う。とても情報処理できないほどたくさんの筋肉のそれぞれに、意識を張りめぐらすことが要求されるし、随意的にコントロールできないような筋肉にまで意識を集中し、顕在化させ、動かせと指示されるので、どうしていいかわからなくなる。全身の筋肉から伝えられる身体感覚や、たくさんの所作の選択肢が、まとめあがらないままあふれかえる。それだけではない。あてもなく繰り返される動作は〈エイエンモード〉そのものだし、「また無理難題を押し付けられて、できなかったら責められる」という不安、恐怖心、怒りの感情は、〈水フィルター〉に似た状態を引き起こしていた。

とにかく、私はリハビリ中によく夢侵入していた。痛みが極限に達したり、飽和で頭が動かなくなると、意識が外界から離れるか、もしくは外界のほんの一部(天井の汚れなど)に限定されていく。幽体離脱することもよくあった。全身の筋肉から送られる身体感覚はバラバラになり、痛みもあまり感じなくなった。トレーナーの表情や所作、せりふだけが断片的に入ってきて、意味がとれなくなった。怒りや恐怖心だけがたしかな存在感で自分のなかにあり、自分や目の前のトレーナーを痛めつけたい衝動が、律動的に立ち現れてきた。

そうこうしているうちに、もっと幻想的なオハナシの世界が繰り広げられたりもした。「ヒーローになって、右手から不思議な衝撃波を放出してリハビリ施設ごと焼き尽くす」とか、「隠していたが、実は自分は骨がないので、どんなに押されても突っつかれてもいざとなればするりと抜けられる」とか、「わたしは消えました」とかである。

どちらが夢の中なのか

多くの人びとは、特に意識することもなく、立ったり歩いたりを「自動的に」おこなっている。まるで、動作のパターンを指示するプログラムがインストールされたかのように、迷うことなくスムーズに、素早くおこなっている。しかし、理由はともあれ私の体は、多くの人が取り込んでいる「歩き方」などのプログラムを容易に受け付けてくれない。4章、5章のことばを使えば、それらは断片的に「侵入」するだけで、全体が「取り込まれる」ことがないのだ。

考えてみると、多くの人が日常的に似たような「意味・行動のまとめあげパターン」をもっているということのほうが、不思議なことである。催眠術にかかった人が、不合理なパターンを書き込まれ、否応なしにそのパターンに従ってしまうという現象があるが、皆が同じパターンをとるということも、同じプログラムを刷り込まれている集団催眠といえなくもない。そういう意味ではリハビリのトレーナーは私の「心理」に、多くの人と同じプログラムを書き込もうと執拗に催眠をかけたが、私の身体はそれを受け付けなかったともいえる。その代わりに独自の夢の世界に入ってしまった。残念賞である。

他方、綾屋さんの場合は、プログラムのインストールがゆっくりで、一度インストールされたプログラムも(消えはしないが)薄くなりやすい、といえるかもしれない。言い換えると、多くの人よりも催眠にかかりにくく、かかっても抜けやすいのだろう。このことは一見、3章で述べた「夢侵入が起きやすい」という特徴と矛盾するように思われるかもしれないが、私はそうは思わない。むしろ多くの人は、多数派の共有している夢から抜け出しにくいために、他の夢が侵入する余地がないのである。

次に述べる「一人暮らし」のエピソードは、私が、私固有の動作パターンを手に入れるまでの過程だ。5章で見てきたように、綾屋さんは多くの人が共有する「口で話す」という行動プログラムを受け付けない身体をもって生まれ、聴覚障害学生の世界でみずから、自身の行動・表出についてのプログラマーになった。この作業と同様に、私も一人暮らしにおいて、自分で、自分の身体になじむパターンを、ゆっくりプログラミングしていった。

5 一人暮らしで「モノとつながる」

モノとつくった「私の所作」

4章では綾屋さんが、私(熊谷)特有の所作を取り込むというエピソードを紹介した。たとえば私は、コップは両手の甲ではさむようにして持つ。何か取ってきてほしいものがあるときには人差し指ではなく、左手の小指で指さす。このような日常のさりげない所作を綾屋さんはいつの間にか取り込んで、本人も気づかないうちに高い精度で再現していたりする。とても不思議でドキリとする光景だ。

これらの、私特有の所作というのは、生まれながらに備わったものではない。多くは、繰り返される日常のなかで、さまざまなモノとかかわっているうちに形づくられてきたものだ。したがって、一つひとつの所作のなかには、私の身体の特徴と、かかわったモノの特徴の両方が、色濃く反映している。特に一人暮らしを始めてからは、さまざまなモノとじかに接触する機会が増えたため、急速に所作のレパートリーも増えた。

トイレとの格闘

一八歳のとき、私は親元を離れて一人暮らしを始めた。それ以前は、トイレや入浴、着替えなど、身の回りのことはすべて親任せだったので、どのようにしたら一人で暮らせるのか、皆目見当がつかなかった。当時の私は「親が死んでしまった後、自分は野垂れ死んでしまうのだろうか」という漠然とした不安をかかえたまま日々を過ごしていたから、大学進学というこの時機を逃してはいけないという焦りがあった。

まったくヴィジョンをもたないまま始まった一人暮らしは、「八畳部屋の床の上に、ごろんと横になっている自分」という状態で幕を開けた。最低限の食料と、窮地のときだれかにSOSするための携帯電話を手元に置いた状態で、親には一週間実家に帰ってもらった。部屋のなかにはベッドと、トイレと、風呂と、台所がある。どれも一人で使ったことのないものだから、使えるかどうかわからない。一対一で試行錯誤したことのないモノからは、なにひとつアフォーダンスが発せられないということだ。

途方に暮れたままボーッとしていると、まもなくして最初に襲ってきたのは、便意や尿意であった。私はトイレのほうに這っていく。移動速度は秒速一〇センチくらいだから、トイレははるか遠くに感じられる。二分くらいでようやく到着。便器に手をかける。冷たくて硬い。そのまま両腕に力を入れてひざ立ちになろうとすると、便器のふたがぐらつく。思っていたよりも建てつけの悪い代物であることをそこではじめて知る。自分の体もけっこう重く、息が切れる。それにしてもトイレのなかは狭く、身動きがとりづらい。なんとかひざ立ちの姿勢になることができ、ここで一休みする。一分ほど休憩してからズボンと下着を脱ぎ、今度は壁に手をかけて立ち上がろうとするが、それが何度やってもうまくいかない。

失敗するたびに、どこがいけなかったのかを自分なりに反省する。ひざの位置が少し左すぎたか、手の場所が遠すぎたか、力を入れるときに背中を反りすぎたか、などなど。立ち上がりというひとつの行為を、細かいいくつかの一挙手一投足に分解し、一つひとつを検討しなおしては再び組み立て上げる。1章や4章で行動の階層構造について述べたが、そこで使われたことばを借りれば、「一度まとめあげられた行動パターンを、細かい低次の所作に分解し、それらを改良して再び新たなパターンにまとめあげる」ということを、失敗のたびに繰り返しているのである。

やがてタイムリミットに……

タイムリミットが徐々に近づいてくるのがわかる。このままでは失敗してしまう。舟をこぐように体を揺らして便意を潜在化させては、立ち上がりに挑戦するのだが、何度やってもうまくいかない。「便意を潜在化させて、立ち上がってはうまくいかず、再び便意が襲ってくる」というサイクルが、何度繰り返されただろうか。繰り返すたびに体は徐々に疲れてくるのだが、それと裏腹に便意のほうは着実に強くなっていく。

何度目かのサイクルで、もはや便意は潜在化できなくなり、そのままあきらめて横になってしまった。それでもせめて失禁はしまいと脂汗をにじませるのだが、そんな努力も数十分で限界を迎え、屈辱と敗北感に襲われることになった。

このトイレではうまくいかないと悟り、近所のリフォーム業者さんに改造を依頼した。依頼といっても、あらかじめどんなトイレならうまくできるのかをわかっていたわけではないから、業者さんとの試行錯誤でトイレに手を加えていったという感じだ。トイレが少し変わるたびに、私もそれに合わせて「行動のまとめあげパターン」をつくりかえ、挑戦してみる。うまくいかなければ業者さんに「ここをもう少しこうできないでしょうか」とフィードバックする。

そうやって、トイレと自分の行動パターンとが、ともに変化しながら少しずつすりあわせられていった［★2］。

まなざしの共有

このようにして私は、まずトイレとつながり、ついでシャワールームとつながり、そして外の世界に私をいざなってくれる玄関とつながった。

最終的に完成した私の所作や「行動のまとめあげパターン」というものは、多くの人のトイレの使い方やシャワーの浴び方、玄関からの出て行き方とは似ても似つかないものではあった。かつてのリハビリの先生には、お気に召さない代物かもしれない。しかし、モノとの対話もなく、闇雲に「普通」の所作を真似ようとしていたリハビリ時代よりも、ずっとしなやかに、自動的な習慣として動かすことのできる身体を手に入れたという実感がある。

私の身体や、私の歴史が刻まれている、これらの「行動のまとめあげパターン」を綾屋さんが取り込む姿を見ていると、まるで自分が綾屋さんに乗り移ったかのような不思議な印象を受ける。4章でも、所作の侵入の延長線上に、キャラやまなざしが入ってくるということを述べたが、この例でも綾屋さんは表面的に私の所作を真似ているだけではなく、所作の共有を介して、私がコップやトイレやシャワールームに注ぐまなざしまで共有していると感じられるのである。

多くの人がうっかり取り込んでいる「意味・行動のまとめあげパターン」を、私たちのような少数派は、さまざまな理由で取り込めない。そのかわり手探りで、独自のパターンを、ゆっくりていねいにまとめあげることになる。また、多くの人はできあいの同じパターンを取り込むことで、互いにつながっている感覚を得ることができるが、少数派にはそれもかなわない。そのかわり手探りで、互いに共有できる意味や行動のパターンを、ゆっくりていねいにまとめあげることになる。

もちろん、同じ身体をもっているわけではない以上、完全に同じパターンを共有できるわけではない。しかし、自分のパターンを疑い、分解し、また新たにまとめあげ直すという「自閉的な」作業をお互いに重ねることで、近づくことはできるだろう。

多くの方がたが、自身のパターンを一度分解し、異なる身体をもつ他者の世界に、思いを馳せながらこの本を読んでくれたらうれしい。そうやって多くの異なる人同士が、ゆっくりていねいにつながるということ、それが、私たちがこの本を通して実践したかったことだ。

以上で、筆を綾屋さんにお返ししよう。

★2——あらゆる生物は周辺の環境に対して、不断に改変を加えている。その改変のパターンを決めているのは、各々の生物の身体的な特徴だ。すなわち生物は、身体と環境とのすりあわせのために、みずからの身体を環境に合わせて変化させていくだけではなく、逆に周囲の環境をみずからの身体に合うよう改変しつづけているのである。

そのようにしてつくられる、身体とすりあわされた局所環境のことを、ニッチ(『棲家』の意)という。こうしてつくられたニッチは、再び身体に影響を与えるので、身体と周囲の環境は相互に影響を与えながら共進化している。こうして生物は遺伝子だけでなく、ニッチを次世代に継承している。ビーバーにとってのダムや、蜘蛛《くも》にとっての蜘蛛の巣が、そのようなニッチの例である。私にとっての八畳のアパートと何が違うだろうか?

6 「おいてけぼり」当事者同士でつながる

綾屋です。

最後に、私が脳性まひ当事者である熊谷さんとのかかわりのなかで感じた、ひとつの「つながり」を提示しようと思う。

「間身体性」ということば

二〇〇六年一二月、大橋ひろえさんの手話歌ワークショップの発表会を、熊谷さんと一緒に見に行った。

全身で歌う大橋さんの手話歌に感動し、

「いい表現だったね。すごく気持ちが伝わってきた」

と私が話しかけると、熊谷さんはちょっと困ったような表情で、

「まあ……ね。でも、正直よくわからないんだ。視覚で動きを取り込んで、想像することには慣れているつもりなんだけどね……」

と言った。

「あんなに感情表現が豊かですばらしいのに『よくわからない』とはどういう意味だろう」

と、私は少しショックを受け、理由を考えつづけていたとき、「間身体性」ということばに出会った。

間身体性とはメルロ=ポンティによる言葉で、「相手のからだに生じていることと類似の状態が自分の

からだにも生じるようなからだのあり方」を言う。無藤隆氏は保育の観点から「同じ場所にいて表情やからだの所作を共有することが人間関係の基本である」とし、「心とからだは密接に結びついており、他者と同じ動きをすること」が「さまざまな気持ちをつなぐ」ことや、「同じ動きをすることは自分自身にとっては内受容的身体感覚に、他者にとっては視覚に訴えることによって」、「「親しさ」や「共同性」に確かな実在感をもたらす」ことの可能性を示唆している（『保育実践のフィールド心理学』北大路書房、一三二―一三五頁）。

これらの指摘と熊谷さんの態度から推測するに、体を動かせる人は間身体性によって似たような動きをすることで、似たような心理感覚を味わうことが可能なのではないかと、私は思った。つまり、

間身体性による動きの共有⇢心理感覚の共有⇢場の共有⇢親しさ・共同性

という流れがあるのではないだろうか。にもかかわらず熊谷さんの場合は、体を他者と同じように動かすことができないために、間身体性不全が生じ、そのため、心理感覚の共有に至ることができず、ダンスを見ても「よさがよくわからない」という結果になるのかもしれない。

二人羽織でつながれた

そこで後日、ダンスシーンのある映画のＤＶＤを見ながら、私は二人羽織のように後ろにまわり、ダンスの動きに合わせてリズムを刻みながら、熊谷さんの手足を動かしたり、体にうねりを伝えたりしてみた。すると、

「ああ、楽しい。こんな感じなんだね。映画の世界が近くになった」と、熊谷さんはしみじみと言った。それを聞いて、やはり、似た動きをすることによって似た心理感覚を味わうといえそうだと実感した。

脳性まひは身体の動きに障害があるため、「見える障害」だとだれもが思う。見てすぐにわかる障害なので、できないことがあるのだろうという察しはつきやすい。しかし実は、間身体性不全によって心理感覚の共有を得られないという、心理的で「見えない障害」も内在しているとしたら、これは人間のコミュニケーションを考えたときに、重視すべき大きな障害だといえよう。

「一緒の動きができないということ＝一緒の気持ちを味わえないということ」である場合、身体に障害がある彼らも、人の世界においてまわりで起きている人びとの心の動きに共感できず、一線を画した感覚、向こう側の世界には決して行かれないという「おいてけぼり感」を味わっているのではないかと思った。……自閉圏の私たちと同じように。

聞こえない人たちが、音声言語の世界のなかで「おいてけぼり感」を味わうであろうことは、私にとって想像がつきやすかった。そのため、話すことに困難を覚え、また人のなかで原因不明の孤独を感じる私は、きっと自分と似た孤独を経験している仲間に出会えるだろうと思い、聞こえない世界へ飛び込んだ。しかし体が動かない人も、間身体性不全のために自分と同じ孤独な心理状況に陥る可能性については、これまで考えたことがなかった。ここにまた、私は、新たなおいてけぼり仲間を発見したようである。

おわりに

同じでもなく違うでもなく

原稿が終わる……。

推敲段階に入って、私は猛烈なうつ状態に突入した。

「やることがなくなる。こわい。何かに邁進していないとつぶれてしまう。生きていく自信がない。お先真っ暗だ」

そう話すと熊谷さんは途端に不機嫌になった。

「有名でもなんでもない自分たちがいきなり出版できた、というだけでは満足ができないんですか。あなたの欲望はどれだけ底なしなんですか」

違う。そんな話はしていない。

4章で見たように、私にとって、習慣化した日々の「行動のまとめあげパターン」を失うことは、自我を失うことに等しい。メインの習慣がなくなることが、即、日常生活において、「私は次に何をするべきか」という見通しを失うことにつながり、行動の選択・決定をできなくするからである。その結果、私は、自分の存在がバラバラになっていく恐怖に陥ってしまう。

行動選択のわからなさは日常の細かいレベルに至り、「今、私は紅茶をいれているけど、この時間に、このタイミングで、これをしている自分は正しいのだろうか。大丈夫だろうか」と不安になっていく。よって、ただでさえ容易にほどけてしまう「意味・行動のまとめあげパターン」をなんとかまとめあげつづけるために、私は「今、自分が主に取り組んでいることはこれである」と自覚できることを、自分に課しつづける必要があるのだ。

また、なすべき課題がなくなり、「意味・行動のまとめあげパターン」がほどけかけるときとは、「私が何者であるか」という自己像が解体してしまうときでもある。つまりもう「私は原稿を書いている人」ではなくなってしまうということだ。その結果、私自身に隙間ができ、そこに外部からのさまざまなまなざしや意図が侵入し、乗っ取られやすくなる。さらに、それらのまなざしによってみずからを切り取り、「こんな私はダメな人間だ」と叱責するシュトコー回路が作動する。これもこわい。

乗っ取ろうとするまなざしは数限りなくあるが、今は特に、原稿作成という非日常のために免除されていた家事労働を、再び私に対して期待する家族のまなざしが侵入してきており、これが私を怯えさせている。そしてこの期待を裏切った場合、私に対して、

「外で金も稼いでこられない人」＋「家で家事もできない人」＝「何もしてない無能な人」というまなざしが、再び向けられることになる。それが猛烈にこわいのである。

「子持ちバツイチ出戻り無職」と四拍子でそろった私は、矮小なまなざしを向けられるのに事欠かない。そんな私をなんとか生きながらえさせてくれたのが、この一年の原稿作成であった。母に家事労働をほとんど委託し、子どもたちには共に過ごす時間がいくぶん乏しくなることを許容してもらいながら原稿を作成していった。

しかしその免除期間が終わってしまったら、私にはまた、あの「無能な人」として埋没してしまう生活が始まってしまう。遠くの他者ではない、身近な家族からの「何もしていない人」というまなざしに苦しみ、そのまなざしが侵入して、自分で自分を嘲り苦しむ生活が再開してしまう。

文章を書くことならば私は人並みにできることを知っている。文章の世界にいるとき、私は自由な人になる。実生活での羽根をもがれた無能な人から解放され、小さいながらも世界を築き上げていかれる喜びがある。しかし家事、具体的には「買い物、炊事、洗いもの、片づけ」、この四つは特に、情報を絞り込み、まとめあげる作業そのものであり、毎日繰り返されるこれらの仕事は、私に多大な負担をかけるのである。

それらの仕事を、私は決してできないわけではない。「ゆっくりていねい」でよければ、むしろ人よりうまくできるかもしれない。しかし日々の生活というのはそういうわけにはいかない。朝ごはんは七時一五分までにつくらなければ家族が遅刻してしまう。夕飯は一八時までにできなければ子どもたちから「おなかすいた〜！」コールが始まる。片づけはちょこちょこまめにしなければ、食器や服や紙類の山になってしまう。どれも手早くさらさらと考えずに動けるようでなければ、生活が滞ってしまう代物である。

母親が苦もなくこなしているのを見てきて、自分も当然簡単にできるのだろうと思っていたし、実際、自分もなんとかこなしていたので、実はそれらが自分に多大なる負担をかけていることに気づかなかった。そのため、なぜ自分はこんなにも疲れ、寝込み気味で、うつ状態なのだろうと理由がわからず、自信を失うばかりだったのである。

そして二年前、ついに心身ともに破綻し、実家に戻ることになった。一度無理をして破綻した場所というのは、多くの人にとって二度と戻りたくない恐怖の場所として記憶されるようだが、炊事を中心とした家事労働の世界というのは、私にとってまさにそういう場所なのである。

原稿作成が終わったら、またあの、永遠に続く終わりのない家事に忙殺され、へとへとになって寝込む日々がやってきてしまう。適当に手を抜き、さらりとこなして、残りの時間は仕事や趣味に費やすなんていう鮮やかなことはできず、毎日感覚飽和で吐き気がし、フラッシュバックに襲われてパニックになり、「家事だけ」で終わる日常に戻ってしまう。それを思うと「死」という文字が頭をよぎるのだ。

そう話すと熊谷さんは柔和な表情に戻った。

「それならよくわかります。綾屋さんにとっての〝家事〟は自分にとっての〝リハビリ〟に置き換えることができそうです。周囲からも、自分からも、我が身の不完全さを日々突きつけられ、際限なく要求され、自信を失っていく場所という共通点があります。私自身も体力に自信がありませんし、今の生活パターンが破綻し、かつてのリハビリのような世界にいつ舞い戻るかわからないという恐怖心をつねに抱えています。

……まずは身近な人たちに、いかに綾屋さんが家事で疲れきってしまうかを説明する必要があるのではないでしょうか。

『これまでなんとかギリギリできてきたが、これからはアシストしてもらう』ということを説明するときには、コツがあります。決して『自分は家事ができないのだ』と言わないことです。そんな風に表現すると、人は『でも今まではできたではないか』『できるところまでがんばってみようよ』『できないといってあきらめて、怠けている』『だれだって大変だけどがんばってるんだよ!』というまなざしを向け、本人の努力が足りないという攻撃の手を休めることをしません。『できないことはしなくてもいいが、できることはしてもらわなくては困る』という議論に絡み取られてしまうでしょう。

しかし、そもそもがんばればがんばるほどできる範囲というのは広がってくるわけですし、『できるできない』の境界線はあらかじめ引かれたものではありません。『できるできない』という質的な二律背反ではなく、『できるけれどもどれくらいの負担がともなうか』という量的な問題で伝える必要があります。

だから『できるけどしません』と言う。これが大事です。ウソはついていませんし、むしろこっちのほうが正確です。自分だったら『自力でお風呂には入れるけれど、しません。自力でしようとして二時間も風呂にとられていたら、それだけで一日が終わってしまう』と言うのです」

翌日、家事労働についてもっとも負担してもらっている母にこのことを告げた。母は渋い顔をして一瞬黙り込んだが、気を取り直して言った。

「あなたみたいに『私はできないのだ』と自覚できるうちに人に頼むことは、いいことかもしれないわね。年をとって、運転とかお金の計算とか、だれの目から見てもできていないことが明らかなのに、本人はできていないことすらわからなくなり、『できているから大丈夫』と突っぱねられるほうが、周囲はかえって困るものよね」

私の「家事をしない」という今回の開示は、「多くの他者と私とは違う」ということを伝えるものだった。にもかかわらず、その開示を受けた母は「あなただけ特別扱いはしません。私たちだって大変なんだからがんばりなさい」というかたちで再び同化的に接するのではなく、老いを自覚しはじめた我が身に置き換えて、共感的に聞いてくれた。つまり、「私にも起きるかもしれない問題」として受容しようとしたのである。

このように熊谷さんも、母も、私の問題に対して当初は戸惑ったが、最終的には過小評価や否認をすることなく、想像力を働かせることで、自分の問題に置き換えて考えた。こうして人と人とのあいだには、「同じでも違うでもない」という相互理解が深められていくのだなと実感する。

健常者と障害者はスペクトラムであり、障害者のなかもまたスペクトラムになっている。そんな人びとの連続性の世界のなかで、同じであることを強要するでもなく、差異をことさらにあげつらうでもなく、多様な人びとが多様なままつながりあえれば、と思う。

最後になるが、本書作成にあたって、これまで支えてきてくれた家族、友人、各分野から有益なご助言をいただいた研究者の方々にお礼を申し上げたい。また、「私たちふたりの活動スタイルを象徴しているようだ」と一目ボレした作品の装画使用を快諾してくださった、コルク人形作家の片岡まみこさんと写真家の坂野順さん、私たちに執筆の機会をくださっただけでなく、新しい世界を開いてくださった医学書院の白石正明さんに感謝する。

二〇〇八年七月

綾屋　紗月
熊谷晋一郎

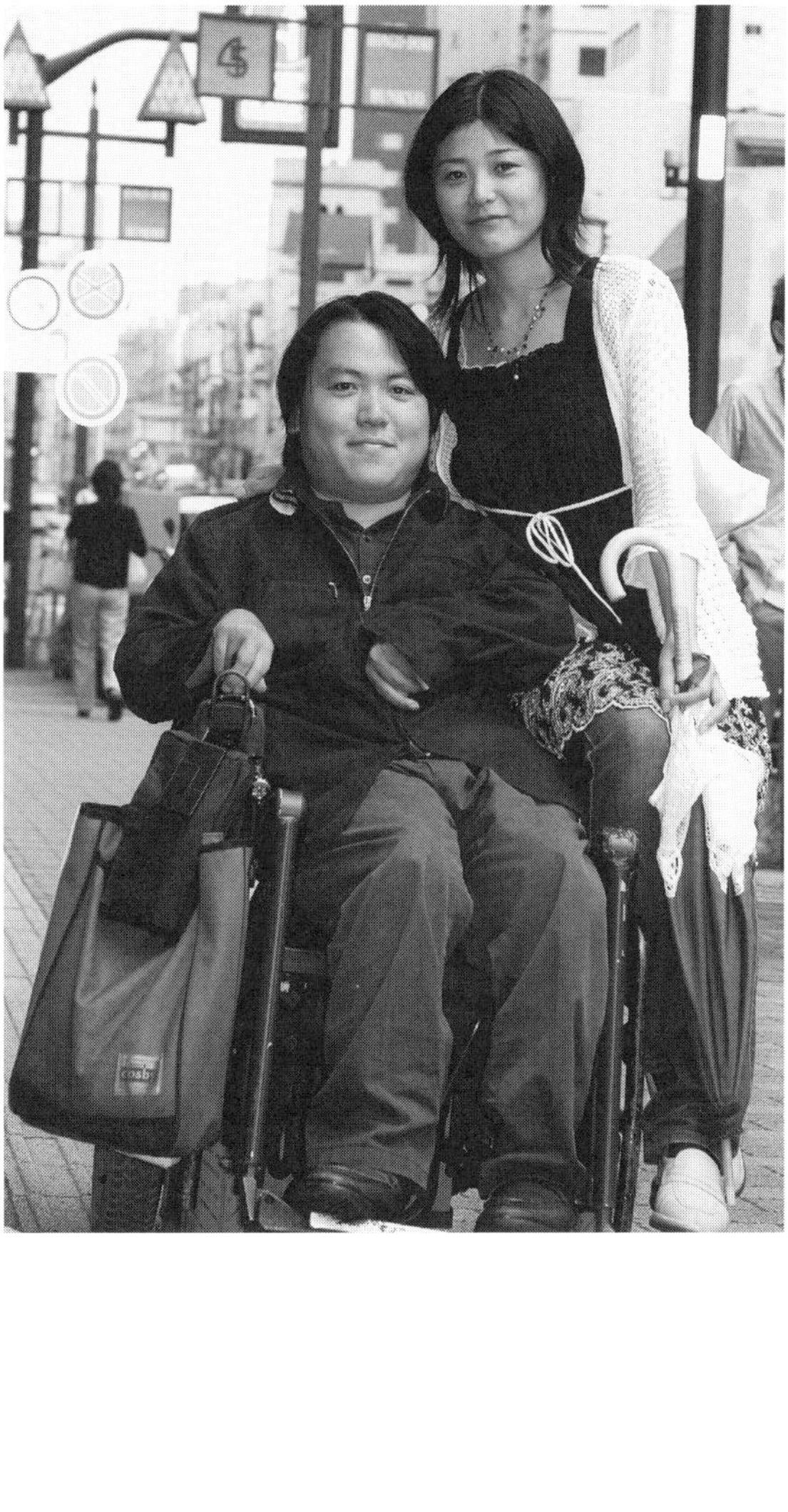

著者近影（東京・本郷にて）

著者紹介

綾屋紗月（あやや・さつき）
1974年生まれ。親の転勤で移動を重ねたのち、小学校3年から東京・新宿に育つ。幼少時より外界とつながっている感覚が乏しく、中高時代は虚弱で伏せがちな日々を過ごす。大学時代は哲学を専攻。在学中、関東聴覚障害学生懇談会にて聴覚障害(ろう)学生とともに活動しながら、音声で話すことに高いハードルを感じる自分の言葉として手話を習得する。保育・教育分野にも関心をもち、卒業論文のテーマは「聴覚障害児への言語教育とアイデンティティ」。卒業後は、家庭教師、塾講師、ベビーシッター、保育園勤務などを数年間つとめる。2006年、アスペルガー症候群の存在を知り、診断名をもらう。現在、東京大学先端科学技術研究センター特任准教授。著書に『増補 前略、離婚を決めました』（よりみちパン！セ、イースト・プレス）、『つながりの作法』（熊谷氏との共著、NHK出版）、『当事者研究の研究』（共著、医学書院）、『ソーシャル・マジョリティ研究』（編著、金子書房）、『当事者研究の誕生』（東京大学出版会）などがある。

熊谷晋一郎（くまがや・しんいちろう）
1977年生まれ。新生児仮死の後遺症で、脳性マヒに。以後、車いす生活となる。小中高と普通学校で統合教育を経験。大学在学中は地域での一人暮らしを経験。また全国障害学生支援センターのスタッフとして、他の障害をもった学生たちとともに、高等教育支援活動をする。東京大学医学部卒業後、千葉西病院小児科、埼玉医科大学小児心臓科等での勤務を経て、現在、東京大学先端科学技術研究センター准教授。著書に『リハビリの夜』（医学書院、第9回新潮ドキュメント賞）、『つながりの作法』（綾屋氏との共著、NHK出版）、『当事者研究の研究』（共著、医学書院）、『ひとりで苦しまないための「痛みの哲学」』（共著、青士社）、『ソーシャル・マジョリティ研究』（共著、金子書房）、『〈責任〉の生成』（共著、新曜社）などがある。

シリーズ
ケアをひらく

発達障害当事者研究――ゆっくりていねいにつながりたい

発行――――2008年9月10日　第1版第1刷©
　　　　　2024年7月1日　第1版第10刷

著者――――綾屋紗月＋熊谷晋一郎

発行者―――株式会社　医学書院
　　　　　代表取締役　金原 俊
　　　　　〒113-8719　東京都文京区本郷1-28-23
　　　　　電話03-3817-5600（社内案内）

装画――――片岡まみこ＋坂野 順

装幀――――松田行正＋相馬敬徳

印刷・製本－㈱アイワード

ISBN978-4-260-00725-2

テキストデータ引換券
発達障害当事者研究

●本書のテキストデータを提供します。

視覚障害、読字障害、上肢障害などの理由で本書をお読みになれない方には、電子データを提供いたします。
・200円切手
・左のテキストデータ引換券（コピー不可）を同封のうえ、メールアドレスを明記して下記までお申し込みください。
［宛先］
〒113-8719 東京都文京区本郷1-28-23
医学書院看護出版部 テキストデータ係

シリーズ ケアをひらく ❶

第73回

毎日出版文化賞受賞!

[企画部門]

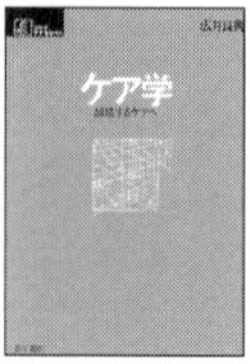

ケア学：越境するケアへ●広井良典●2300円●ケアの多様性を一望する———どの学問分野の窓から見ても、〈ケア〉の姿はいつもそのフレームをはみ出している。医学・看護学・社会福祉学・哲学・宗教学・経済・制度等々のタテワリ性をとことん排して〝越境〞しよう。その跳躍力なしにケアの豊かさはとらえられない。刺激に満ちた論考は、時代を境界線引きからクロスオーバーへと導く。

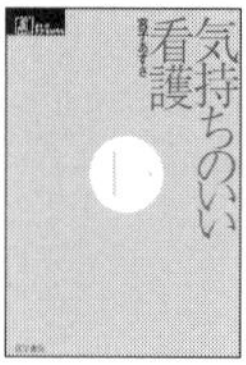

気持ちのいい看護●宮子あずさ●2100円●患者さんが気持ちいいと、看護師も気持ちいい、か?———「これまであえて避けてきた部分に踏み込んで、看護について言語化したい」という著者の意欲作。〈看護を語る〉ブームへの違和感を語り、看護師はなぜ尊大に見えるのかを考察し、専門性志向の底の浅さに思いをめぐらす。夜勤明けの頭で考えた「アケのケア論」!

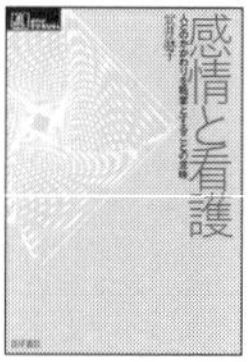

感情と看護：人とのかかわりを職業とすることの意味●武井麻子●2400円●看護師はなぜ疲れるのか———「巻き込まれずに共感せよ」「怒ってはいけない!」「うんざりするな!!」。看護はなにより感情労働だ。どう感じるべきかが強制され、やがて自分の気持ちさえ見えなくなってくる。隠され、貶められ、ないものとされてきた〈感情〉をキーワードに、「看護とは何か」を縦横に論じた記念碑的論考。

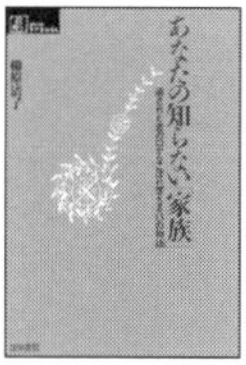

あなたの知らない「家族」：遺された者の口からこぼれ落ちる13の物語●柳原清子●2000円●それはケアだろうか———幼子を亡くした親、夫を亡くした妻、母親を亡くした少女たちは、佇む看護師の前で、やがて「その人」のことを語りはじめる。ためらいがちな口と、傾けられた耳によって紡ぎだされた物語は、語る人を語り、聴く人を語り、誰も知らない家族を語る。

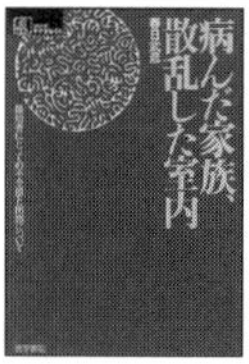

病んだ家族、散乱した室内：援助者にとっての不全感と困惑について●春日武彦●2200円●善意だけでは通用しない——— 一筋縄ではいかない家族の前で、われわれ援助者は何を頼りに仕事をすればいいのか。罪悪感や無力感にとらわれないためには、どんな「覚悟とテクニック」が必要なのか。空疎な建前論や偽善めいた原則論の一切を排し、「ああ、そうだったのか」と腑に落ちる発想に満ちた話題の書。

下記価格は本体価格です。

本シリーズでは、「科学性」「専門性」「主体性」といったことばだけでは語りきれない地点から《ケア》の世界を探ります。

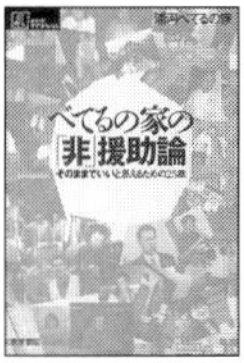

べてるの家の「非」援助論：そのままでいいと思えるための25章●浦河べてるの家●2000円●それで順調！———「幻覚＆妄想大会」「偏見・差別歓迎集会」という珍妙なイベント。「諦めが肝心」「安心してサボれる会社づくり」という脱力系キャッチフレーズ群。それでいて年商1億円、年間見学者2000人。医療福祉領域を超えて圧倒的な注目を浴びる〈べてるの家〉の、右肩下がりの援助論！

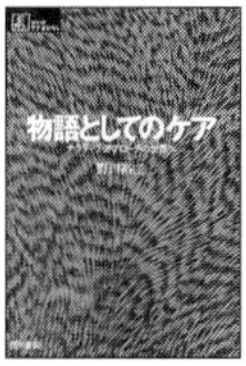

物語としてのケア：ナラティヴ・アプローチの世界へ●野口裕二●2200円●「ナラティヴ」の時代へ———「語り」「物語」を意味するナラティヴ。人文科学領域で衝撃を与えつづけているこの言葉は、ついに臨床の風景さえ一変させた。「精神論 vs. 技術論」「主観主義 vs. 客観主義」「ケア vs. キュア」という二項対立の呪縛を超えて、臨床の物語論的転回はどこまで行くのか。

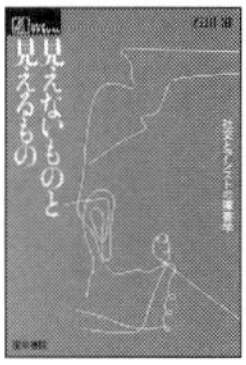

見えないものと見えるもの：社交とアシストの障害学●石川准●2000円●だから障害学はおもしろい———自由と配慮がなければ生きられない。社交とアシストがなければつながらない。社会学者にしてプログラマ、全知にして全盲、強気にして気弱、感情的な合理主義者……〝いつも二つある〟著者が冷静と情熱のあいだで書き下ろした、つながるための障害学。

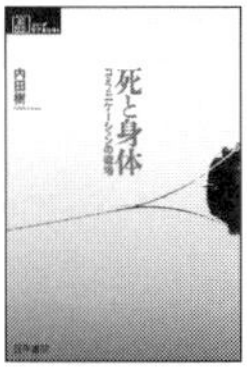

死と身体：コミュニケーションの磁場●内田 樹●2000円●人間は、死んだ者とも語り合うことができる———〈ことば〉の通じない世界にある「死」と「身体」こそが、人をコミュニケーションへと駆り立てる。なんという腑に落ちる逆説！「誰もが感じていて、誰も言わなかったことを、誰にでもわかるように語る」著者の、教科書には絶対に出ていないコミュニケーション論。読んだ後、猫にもあいさつしたくなります。

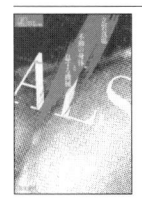

ALS 不動の身体と息する機械●立岩真也●2800円●それでも生きたほうがよい、となぜ言えるのか———ALS当事者の語りを渉猟し、「生きろと言えない生命倫理」の浅薄さを徹底的に暴き出す。人工呼吸器と人がいれば生きることができると言う本。「質のわるい生」に代わるべきは「質のよい生」であって「美しい死」ではない、という当たり前のことに気づく本。

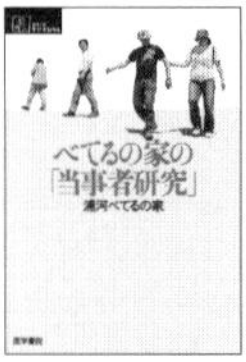

べてるの家の「当事者研究」●浦河べてるの家●2000円●研究？ ワクワクするなあ———べてるの家で「研究」がはじまった。心の中を見つめたり、反省したり……なんてやつじゃない。どうにもならない自分を、他人事のように考えてみる。仲間と一緒に笑いながら眺めてみる。やればやるほど元気になってくる、不思議な研究。合い言葉は「自分自身で、共に」。そして「無反省でいこう！」

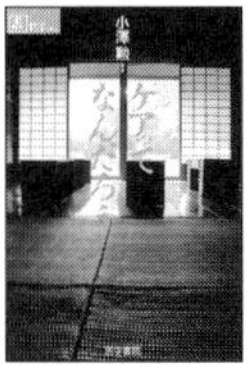

ケアってなんだろう●小澤勲編著●2000円●「技術としてのやさしさ」を探る七人との対話———「ケアの境界」にいる専門家、作家、若手研究者らが、精神科医・小澤勲氏に「ケアってなんだ？」と迫り聴く。「ほんのいっときでも憩える椅子を差し出す」のがケアだと言い切れる人の《強さとやさしさ》はどこから来るのか———。感情労働が知的労働に変換されるスリリングな一瞬！

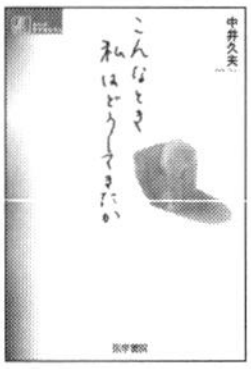

こんなとき私はどうしてきたか●中井久夫●2000円●「希望を失わない」とはどういうことか———はじめて患者さんと出会ったとき、暴力をふるわれそうになったとき、退院が近づいてきたとき、私はどんな言葉をかけ、どう振る舞ってきたか。当代きっての臨床家であり達意の文章家として知られる著者渾身の一冊。ここまで具体的で美しいアドバイスが、かつてあっただろうか。

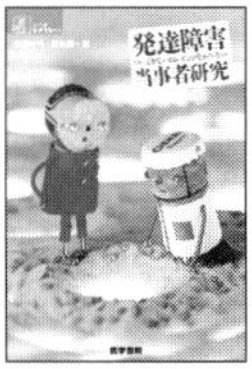

発達障害当事者研究：ゆっくりていねいにつながりたい●綾屋紗月＋熊谷晋一郎●2000円●あふれる刺激、ほどける私———なぜ空腹がわからないのか、なぜ看板が話しかけてくるのか。外部からは「感覚過敏」「こだわりが強い」としか見えない発達障害の世界を、アスペルガー症候群当事者が、脳性まひの共著者と探る。「過剰」の苦しみは身体に来ることを発見した画期的研究！

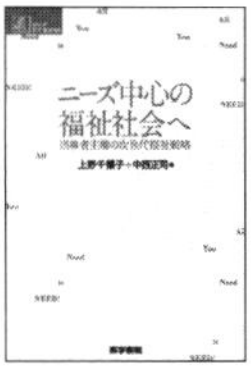

ニーズ中心の福祉社会へ：当事者主権の次世代福祉戦略●上野千鶴子＋中西正司編●2200円●社会改革のためのデザイン！ ビジョン!! アクション!!!———「こうあってほしい」という構想力をもったとき、人はニーズを知り、当事者になる。「当事者ニーズ」をキーワードに、研究者とアクティビストたちが「ニーズ中心の福祉社会」への具体的シナリオを提示する。

❹

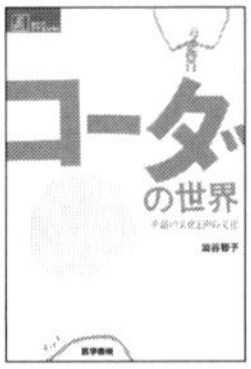

コーダの世界：手話の文化と声の文化●澁谷智子● 2000円●生まれながらのバイリンガル?———コーダとは聞こえない親をもつ聞こえる子どもたち。「ろう文化」と「聴文化」のハイブリッドである彼らの日常は驚きに満ちている。親が振り向いてから泣く赤ちゃん? じっと見つめすぎて誤解される若い女性? 手話が「言語」であり「文化」であると心から納得できる刮目のコミュニケーション論。

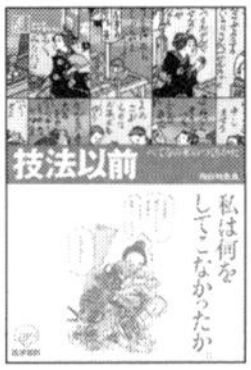

技法以前：べてるの家のつくりかた●向谷地生良● 2000円●私は何をしてこなかったか———「幻覚&妄想大会」をはじめとする掟破りのイベントはどんな思考回路から生まれたのか? べてるの家のような〝場〟をつくるには、専門家はどう振る舞えばよいのか? 「当事者の時代」に専門家にできることを明らかにした、かつてない実践的「非」援助論。べてるの家スタッフ用「虎の巻」、大公開!

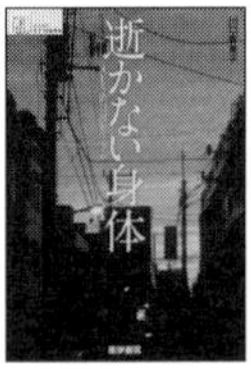

逝かない身体：ALS的日常を生きる●川口有美子● 2000円●即物的に、植物的に——言葉と動きを封じられたALS患者の意思は、身体から探るしかない。ロックトイン・シンドロームを経て亡くなった著者の母を支えたのは、「同情より人工呼吸器」「傾聴より身体の微調整」という究極の身体ケアだった。重力に抗して生き続けた母の「植物的な生」を身体ごと肯定した圧倒的記録。

第41回大宅壮一ノンフィクション賞受賞作

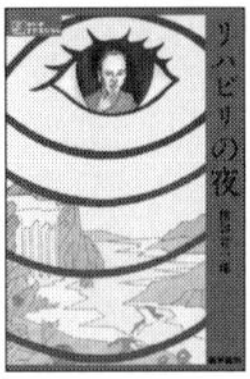

リハビリの夜●熊谷晋一郎● 2000円●痛いのは困る——現役の小児科医にして脳性まひ当事者である著者は、《他者》や《モノ》との身体接触をたよりに、「官能的」にみずからの運動をつくりあげてきた。少年期のリハビリキャンプにおける過酷で耽美な体験、初めて電動車いすに乗ったときの時間と空間が立ち上がるめくるめく感覚などを、全身全霊で語り尽くした驚愕の書。

第9回新潮ドキュメント賞受賞作

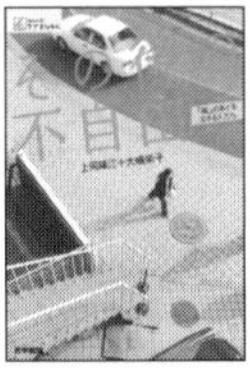

その後の不自由●上岡陽江+大嶋栄子● 2000円●〝ちょっと寂しい〟がちょうどいい——トラウマティックな事件があった後も、専門家がやって来て去っていった後も、当事者たちの生は続く。しかし彼らはなぜ「日常」そのものにつまずいてしまうのか。なぜ援助者を振り回してしまうのか。そんな「不思議な人たち」の生態を、薬物依存の当事者が身を削って書き記した当事者研究の最前線!

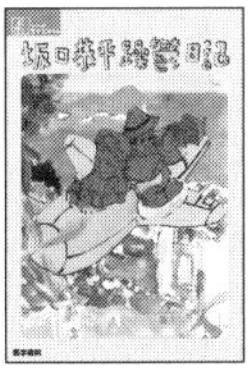

坂口恭平躁鬱日記●坂口恭平●1800円●僕は治ることを諦めて、「坂口恭平」を操縦することにした。家族とともに。——マスコミを席巻するきらびやかな才能の奔出は、「躁」のなせる業でもある。「鬱」期には強固な自殺願望に苛まれ外出もおぼつかない。この病に悩まされてきた著者は、あるとき「治療から操縦へ」という方針に転換した。その成果やいかに！　涙と笑いと感動の当事者研究。

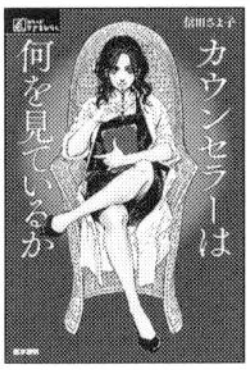

カウンセラーは何を見ているか●信田さよ子●2000円●傾聴？ ふっ。——「聞く力」はもちろん大切。しかしプロなら、あたかも素人のように好奇心を全開にして、相手を見る。そうでなければ〈強制〉と〈自己選択〉を両立させることはできない。若き日の精神科病院体験を経て、開業カウンセラーの第一人者になった著者が、「見て、聞いて、引き受けて、踏み込む」ノウハウを一挙公開！

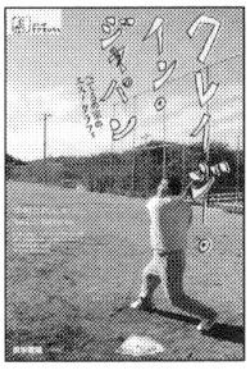

クレイジー・イン・ジャパン：べてるの家のエスノグラフィ●中村かれん●2200円●日本の端の、世界の真ん中。——インドネシアで生まれ、オーストラリアで育ち、イェール大学で教える医療人類学者が、べてるの家に辿り着いた。7か月以上にも及ぶ住み込み。10年近くにわたって断続的に行われたフィールドワーク。べてるの「感動」と「変貌」を、かつてない文脈で発見した傑作エスノグラフィ。付録DVD「Bethel」は必見の名作！

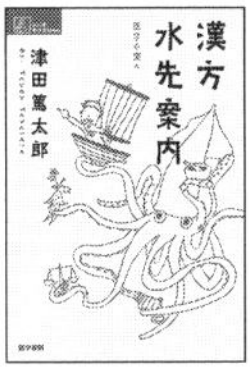

漢方水先案内：医学の東へ●津田篤太郎●2000円●漢方ならなんとかなるんじゃないか？—— 原因がはっきりせず成果もあがらない「ベタなぎ漂流」に追い込まれたらどうするか。病気に対抗する生体のパターンは決まっているならば、「生体をアシスト」という方法があるじゃないか！　万策尽きた最先端の臨床医がたどり着いたのは、キュアとケアの合流地点だった。それが漢方。

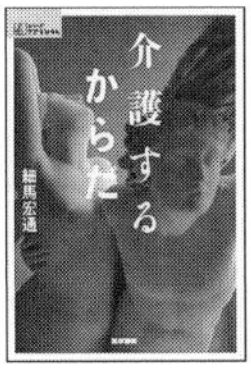

介護するからだ●細馬宏通●2000円●あの人はなぜ「できる」のか？—— 目利きで知られる人間行動学者が、ベテランワーカーの神対応をビデオで分析してみると……、そこには言語以前に〝かしこい身体〟があった！　ケアの現場が、ありえないほど複雑な相互作用の場であることが分かる「驚き」と「発見」の書。マニュアルがなぜ現場で役に立たないのか、そしてどうすればうまく行くのかがよーく分かります。

⑦

第 16 回小林秀雄賞
受賞作
紀伊國屋じんぶん大賞
2018 受賞作

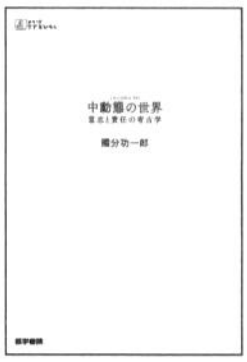

中動態の世界：意志と責任の考古学●國分功一郎●2000 円●「する」と「される」の外側へ――強制はないが自発的でもなく、自発的ではないが同意している。こうした事態はなぜ言葉にしにくいのか？ なぜそれが「曖昧」にしか感じられないのか？ 語る言葉がないからか？ それ以前に、私たちの思考を条件付けている「文法」の問題なのか？ ケア論にかつてないパースペクティヴを切り開く画期的論考！

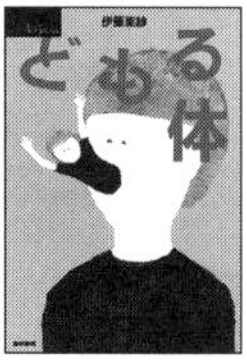

どもる体●伊藤亜紗●2000 円●しゃべれるほうが、変。――話そうとすると最初の言葉を繰り返してしまう（＝連発という名のバグ）。それを避けようとすると言葉自体が出なくなる（＝難発という名のフリーズ）。吃音とは、言葉が肉体に拒否されている状態だ。しかし、なぜ歌っているときにはどもらないのか？ 徹底した観察とインタビューで吃音という「謎」に迫った、誰も見たことのない身体論！

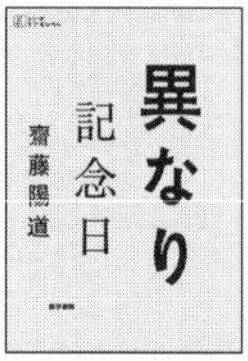

異なり記念日●齋藤陽道●2000 円●手と目で「看る」とはどういうことか――「聞こえる家族」に生まれたろう者の僕と、「ろう家族」に生まれたろう者の妻。ふたりの間に、聞こえる子どもがやってきた。身体と文化を異にする 3 人は、言葉の前にまなざしを交わし、慰めの前に手触りを送る。見る、聞く、話す、触れることの〈歓び〉とともに。ケアが発生する現場からの感動的な実況報告。

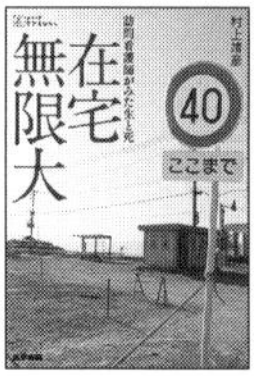

在宅無限大：訪問看護師がみた生と死●村上靖彦●2000 円●「普通に死ぬ」を再発明する――病院によって大きく変えられた「死」は、いま再びその姿を変えている。先端医療が組み込まれた「家」という未曾有の環境のなかで、訪問看護師たちが地道に「再発明」したものなのだ。著者は並外れた知的肺活量で、訪問看護師の語りを生け捕りにし、看護が本来持っているポテンシャルを言語化する。

第 19 回大佛次郎論壇賞
受賞作
紀伊國屋じんぶん大賞
2020 受賞作

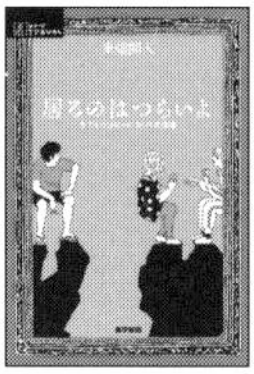

居るのはつらいよ：ケアとセラピーについての覚書●東畑開人●2000 円●「ただ居るだけ」vs.「それでいいのか」――京大出の心理学ハカセは悪戦苦闘の職探しの末、沖縄の精神科デイケア施設に職を得た。しかし勇躍飛び込んだそこは、あらゆる価値が反転する「ふしぎの国」だった。ケアとセラピーの価値について究極まで考え抜かれた、涙あり笑いあり出血（！）ありの大感動スペクタル学術書！

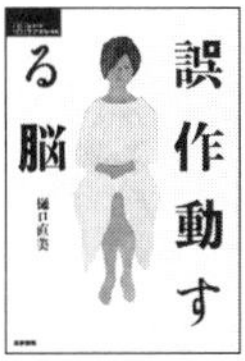

誤作動する脳●樋口直美● 2000円●「時間という一本のロープにたくさんの写真がぶら下がっている。それをたぐり寄せて思い出をつかもうとしても、私にはそのロープがない」——ケアの拠り所となるのは、体験した世界を正確に表現したこうした言葉ではないだろうか。「レビー小体型認知症」と診断された女性が、幻視、幻臭、幻聴など五感の変調を抱えながら達成した圧倒的な当事者研究！

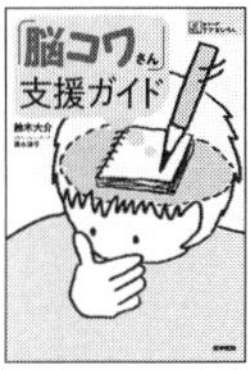

「脳コワさん」支援ガイド●鈴木大介●2000円●脳がコワれたら、「困りごと」はみな同じ。——会話がうまくできない、雑踏が歩けない、突然キレる、すぐに疲れる……。病名や受傷経緯は違っていても結局みんな「脳の情報処理」で苦しんでいる。だから脳を「楽」にすることが日常を取り戻す第一歩だ。疾患を超えた「困りごと」に着目する当事者学が花開く、読んで納得の超実践的ガイド！

第9回日本医学ジャーナリスト協会賞受賞作

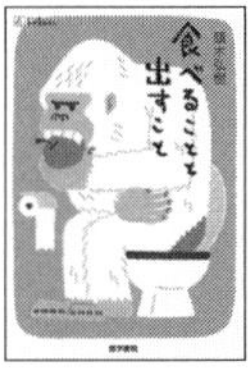

食べることと出すこと●頭木弘樹● 2000円●食べて出せればOKだ！（けど、それが難しい……。）——潰瘍性大腸炎という難病に襲われた著者は、食事と排泄という「当たり前」が当たり前でなくなった。IVHでも癒やせない顎や舌の飢餓感とは？　便の海に茫然と立っているときに、看護師から雑巾を手渡されたときの気分は？　切実さの狭間に漂う不思議なユーモアが、何が「ケア」なのかを教えてくれる。

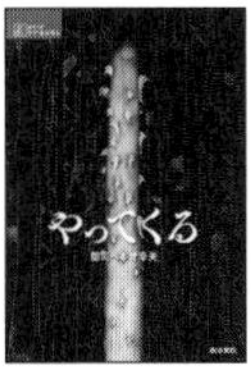

やってくる●郡司ペギオ幸夫● 2000円●「日常」というアメイジング！——私たちの「現実」は、外部からやってくるものによってギリギリ実現されている。だから日々の生活は、何かを為すためのスタート地点ではない。それこそが奇跡的な達成であり、体を張って実現すべきものなんだ！　ケアという「小さき行為」の奥底に眠る過激な思想を、素手で取り出してみせる圧倒的な知性。

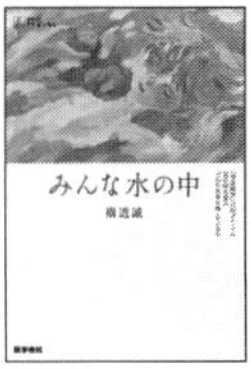

みんな水の中●横道 誠● 2000円●脳の多様性とはこのことか！——ASD（自閉スペクトラム症）とADHD（注意欠如・多動症）と診断された大学教員は、彼を取り囲む世界の不思議を語りはじめた。何もかもがゆらめき、ぼんやりとしか聞こえない水の中で、〈地獄行きのタイムマシン〉に乗せられる。そんな彼を救ってくれたのは文学と芸術、そして仲間だった。赤裸々、かつちょっと乗り切れないユーモアの日々。

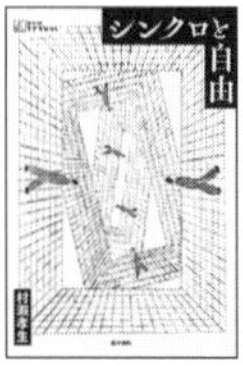

シンクロと自由●村瀬孝生●2000円●介護現場から「自由」を更新する——「こんな老人ホームなら入りたい!」と熱い反響を呼んだNHK番組「よりあいの森 老いに沿う」。その施設長が綴る、自由と不自由の織りなす不思議な物語。しなやかなエピソードに浸っているだけなのに、気づくと温かい涙が流れている。万策尽きて途方に暮れているのに、希望が勝手にやってくる。

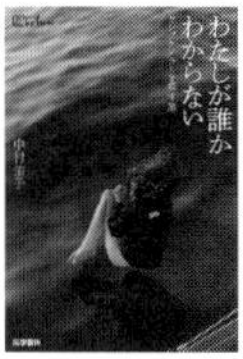

わたしが誰かわからない:ヤングケアラーを探す旅●中村佑子●2000円●ケア的主体をめぐる冒険的セルフドキュメント!——ヤングケアラーとは、世界をどのように感受している人なのか。取材はいつの間にか、自らの記憶をたぐり寄せる旅に変わっていた。「あらかじめ固まることを禁じられ、自他の境界を横断してしまう人」として、著者はふたたび祈るように書きはじめた。

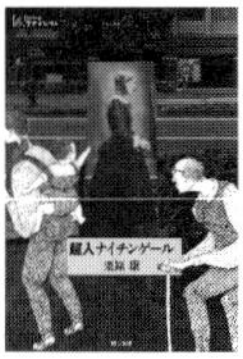

超人ナイチンゲール●栗原 康●2000円●誰も知らなかったナイチンゲールに、あなたは出会うだろう——鬼才文人アナキストが、かつてないナイチンゲール伝を語り出した。それは聖女でもなく合理主義者でもなく、「近代的個人」の設定をやすやすと超える人だった。「永遠の今」を生きる人だった。救うものが救われて、救われたものが救っていく。そう、看護は魂にふれる革命なのだ。

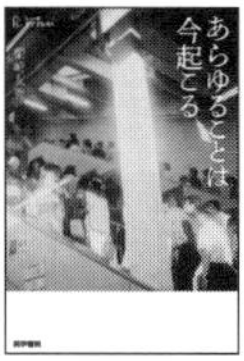

あらゆることは今起こる●柴崎友香●2000円●私の体の中には複数の時間が流れている——ADHDと診断された小説家は、薬を飲むと「36年ぶりに目が覚めた」。自分の内側でいったい何が起こっているのか。「ある場所の過去と今。誰かの記憶と経験。出来事をめぐる複数からの視点。それは私の小説そのもの」と語る著者の日常生活やいかに。SFじゃない並行世界報告!

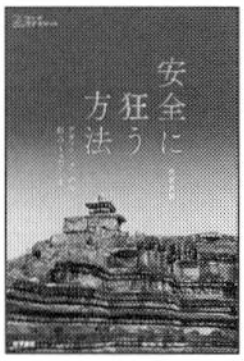

安全に狂う方法●赤坂真理●2000円●「人を殺すか自殺するしかないと思った」——そんな私に、女性セラピストはこう言った。「あなたには、安全に狂う必要が、あります」。そう、自分を殺しそうになってまで救いたい自分がいたのだ! そんな自分をレスキューする方法があったのだ、アディクションという《固着》から抜け出す方法が! 愛と思考とアディクションをめぐる感動の旅路。